受験生の皆さんへ

　過去の問題に取り組む目的は、(1)出題傾向(2)出題方式(3)難易度(4)合格点を知り、これからの受験勉強に役立てることにあります。出題傾向などがつかめれば目的は達成したことになりますが、それを一歩深く進めるのが、受験対策の極意です。

　せっかく志望校の出題と取り組むのですから、本番に即した受験対策の場に活用すべきです。では、どうするのか。

　第一は、実際の入試と同じ制限時間を設定して問題に取り組むこと。試験時間が六十分なら六十分以内で挑戦し、時間配分を感覚的に身に付ける訓練です。

　二番目は、きっちりとした正答チェック。正解出来なかった問題は、正解できるまで、徹底的に攻略する心構えが必要です。間違えた場合は、単なるケアレスミスなのか、知識不足が原因のミスなのか、考え方が根本的に間違えていたためのミスなのか、きちんと確認して、必ず正解が書けるようにしておく。

　正答が手元にある過去問題にチャレンジしながら、正解できなかった問題をほったらかしにする受験生もいます。そのような受験生に限って、他の問題集をやっても、間違いを放置したまま、次の問題、次の問題と単に消化することだけに走っているのではないかと思います。過去問題であれ問題集であれ、間違えた問題は、正解できるまで必ず何度も何度も繰り返しチャレンジする。これが必勝の受験勉強法なことをお忘れなく。

入試問題検討委員会

【本書の内容】

1. 本書は過去6年間の薬学部薬学科の学校推薦型選抜公募制推薦入試の問題と解答を収録しています。

2. 英語・化学の問題と解答を収録しています。尚、大学当局より非公表の問題は掲載していません。(平成31年度以降の問題には試験時間を掲載)

3. 現在受験生を指導している、すぐれた現場の先生方による解答解説を掲載しています。

4. 本書は問題の微細な誤りをなくすため、実物の入試問題を大学より提供を受け、そのまま画像化して印刷しています。

5. 解答後の記録、分析のためにチェックシートを掲載しています。　実力分析、課題発見等にご活用ください。(目次の後に掲載しています。コピーをしてご活用ください。)

尚、本書発行にご協力いただきました先生方に、この場を借り、感謝申し上げる次第です。

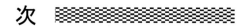

目　　　次

_____年度　　　　　大学　　　　学部　　　科目_____

【問題No.　】	目標	実際	〈評価と気付き〉
時間	分	分	
得点率	％	％	

【問題No.　】	目標	実際	〈評価と気付き〉
時間	分	分	
得点率	％	％	

【問題No.　】	目標	実際	〈評価と気付き〉
時間	分	分	
得点率	％	％	

【問題No.　】	目標	実際	〈評価と気付き〉
時間	分	分	
得点率	％	％	

【問題No.　】	目標	実際	〈評価と気付き〉
時間	分	分	
得点率	％	％	

【問題No.　】	目標	実際	〈評価と気付き〉
時間	分	分	
得点率	％	％	

【問題No.　】	目標	実際	〈評価と気付き〉
時間	分	分	
得点率	％	％	

【問題No.　】	目標	実際	〈評価と気付き〉
時間	分	分	
得点率	％	％	

【問題No.　】	目標	実際	〈評価と気付き〉
時間	分	分	
得点率	％	％	

【Total】	目標	実際	《総合評価》　（解答の手順・時間配分、ケアレスミスの有無、得点の獲得状況等）
時間	分	分	
得点率	％	％	

【得点アップのための対策】　　　　　　　　　　　　　　　　　　　　実行完了日

・　　　　　　　　　　　　　　　　　　　　　　　　　　　　　　　　　／
・　　　　　　　　　　　　　　　　　　　　　　　　　　　　　　　　　／
・　　　　　　　　　　　　　　　　　　　　　　　　　　　　　　　　　／
・　　　　　　　　　　　　　　　　　　　　　　　　　　　　　　　　　／

《チェックシート》　※解答後の分析にご活用ください

令和5年度

問 題 と 解 答

英　語

問題
（2科目　90分）

〔11月26日試験〕

5年度

Ⅰ　各問に答えよ。（16点）

問1　　1　～　4　において，下線部の発音が他と**異なるもの**を，それぞれの**A～D**のうちから
1つ選べ。

| 1 | A | ceiling | B | feeling | C | sailing | D | dealing |

| 2 | A | also | B | auto | C | cause | D | cousin |

| 3 | A | graph | B | rough | C | though | D | tough |

| 4 | A | chat | B | match | C | speech | D | yacht |

問2　　5　～　8　において，最も強く読む音節の位置が他と**異なるもの**を，それぞれの**A～D**の
うちから1つ選べ。

| 5 | A | be-low | B | birth-day | C | board-er | D | bod-y |

| 6 | A | Can-a-da | B | Ha-wai-i | C | Mi-am-i | D | Vi-en-na |

| 7 | A | par-a-dise | B | pop-u-lar | C | prob-a-bly | D | pro-duc-tion |

| 8 | A | e-con-o-my | B | in-for-ma-tion | C | ac-com-pa-ny | D | ac-com-mo-date |

Ⅱ 各問に答えよ。(32点)

問1 [9]～[16] において，空所を満たすのに最も適切なものを，それぞれの**A**～**D**のうちから
1つ選べ。

[9] " [   ] don't we have a cup of coffee?" "Sounds nice."

    A How   **B** What   **C** When   **D** Why

[10] [   ] you possibly tell me your schedule?

    A Could   **B** May   **C** Are   **D** Should

[11] The song was [   ] by a famous artist who won an award last year.

    A write   **B** written   **C** writing   **D** wrote

[12] It [   ] to be cold out there, so keep yourself warm.

    A reads   **B** seems   **C** sees   **D** watches

Mike goes to a college by the sea.　After [13] evening classes, he usually walks around the campus.
He enjoys spending time with his friends, [14] he also likes to take a walk alone.　It is very [15]
for Mike to watch the fantastic night view over the sea [16] listening to the sound of the gentle waves.

[13] **A** attendance   **B** attendant   **C** attending   **D** attention

[14] **A** but   **B** so   **C** therefore   **D** thus

[15] **A** believing   **B** belonging   **C** relaxing   **D** relying

[16] **A** during   **B** since   **C** unless   **D** while

問2　| 17 |～| 24 |　次の日本文の意味を表すように(1)～(4)のそれぞれの**A**～**G**を最も適切な順序に並べかえたとき，**3番目**と**5番目**にくるものを選べ。

(1)　考えることを放棄しなければ，正しい答えは必ず見つかります。

Don't give up thinking, [　　] [　　] [17] [　　] [18] [　　].

A　and 　　　　　**B**　you 　　　　　**C**　find 　　　　　**D**　will always

E　answer 　　　　**F**　the 　　　　　**G**　right

(2)　ある目的を達成するための能力を持っていると自覚することは，「自己効力感」と呼ばれます。

Recognizing that [　　] [　　] [19] [　　] [20] [　　] "self-efficacy."

A　to 　　　　　　**B**　achieve 　　　　**C**　purpose is 　　　**D**　the ability

E　called 　　　　**F**　you have 　　　**G**　a certain

(3)　学生の主体的で自発的な活動を促進するため，大学は助言や資金的な支援をします。

The university [　　] [　　] [21] [　　] [22] [　　] [　　] and voluntary activities.

A　and 　　　　　　**B**　financial 　　　　**C**　advice 　　　　　**D**　students' autonomous

E　encourage 　　**F**　provides 　　　　**G**　support to

(4)　もし後悔していることが今あるなら，その気持ちを，次に何ができるかを考えるエネルギーとして使いなさい。

If you have any regrets now, [　　] [　　] [23] [　　] [24] [　　].

A　about 　　　　　**B**　feeling as 　　　**C**　to think 　　　　**D**　energy

E　use that 　　　**F**　do next 　　　　**G**　what you can

Ⅲ　次の会話文の　25　～　31　を満たすのに最も適切なものを，それぞれの **A ～ D** のうちから **1 つ**
選べ。(20点)

Jimi and Aisha are talking in the rest area at work.

Jimi : I don't think we've met before.　Is it your first day here?

Aisha : Yes, I just　25　working here this morning.　My name's Aisha.

Jimi : I'm Jimi.　Nice to meet you, Aisha.

Aisha : You too.　So have you been here for a long time?

Jimi : Yes, you could say that.　About five years,　26　.

Aisha : You must know a lot.　Can I ask you something?

Jimi : Ask me　27　you like.

Aisha : Thanks.　It's nothing big, but I noticed the coffee machine over there.　Can I help myself?

Jimi : Yes, you can, but coffee drinkers have to　28　.　It costs two pounds per month.

Aisha : Right, so how can I pay?

Jimi : You need to give the cash to Josh at the beginning of each month.　Have you met him?

Aisha : No, I don't think so.　I'm not sure.　29

Jimi : He's the guy who works at the desk by the main entrance.

Aisha : Oh, does he have a beard?

Jimi: That's right.　He's really helpful.

Aisha : Great, then　30　.

Jimi : You can have a coffee now, I don't think anyone will mind.

Aisha : Oh, but I haven't brought a mug.

Jimi : Right.　You'd better bring your own mug.

Aisha : Sure.　I'll forget about coffee today, and　31　.

Jimi : Perfect!　Let me know if I can help you with anything else.

25	**A** met	**B** finished	**C** started	**D** left

26	**A** forever	**B** again	**C** never	**D** anyway

27	**A** anything	**B** nothing	**C** something	**D** everything

28　**A** drink tea　　　　　　　　　　**B** join the coffee club
　　　C reduce their caffeine intake　　**D** collect everyone's money

29　**A** I can't remember everyone's name.　　**B** I definitely met him yesterday.
　　　C That was in January.　　　　　　　　**D** I've never met Jimi.

30　**A** it's too expensive for me　　**B** I'll give him the money later
　　　C I always drink tea　　　　　**D** I paid him earlier

31　**A** I can borrow a disposable one　　**B** I have two on my desk
　　　C I'll use Josh's mug　　　　　　　**D** I'll bring my mug tomorrow

Ⅳ　次の英文を読んで，各問に答えよ。(17点)

　　A study shows that new technology is reducing children's ability to use a pencil or pen.　The study is from the National Health Service in the UK.　Researchers said that nowadays, children ［　ア　］ swiping iPads or mobile phone screens that they cannot hold a pencil properly.　Children are not using pencils, so they now lack the muscle strength in their hands to be able to write properly.　Researcher Dr. Sally Payne said: "Children are not coming into school with the hand strength and ability they had 10 years ago. Children coming into school are being given a pencil but are increasingly not ［　イ　］ to hold it because they don't have the fundamental movement skills."

　　The researchers said technology is changing the ［　ウ　］ way that children write, draw or make things.　Children are increasingly using technology to create.　Dr. Payne explained why.　She said: "It's easier to give a child an iPad than encourage them to do muscle-building play such as building blocks, cutting and sticking, or pulling toys and ropes.　Because of this, they're not developing the underlying
(エ)
foundation skills they need to grip and hold a pencil."　Some experts say technology may be causing bigger problems.　One expert said if a child isn't strong enough to hold a pencil, perhaps their whole body is weak.　She said it was better for children's physical development to climb trees than to watch YouTube videos.

Breaking News English（4ᵗʰ April, 2018）を参考に作成

問1　| 32 |　Choose the best answer for blank 　| ア |　.

  A　buy so many pens　　　　　　**B**　save a lot of energy

  C　spend so much time　　　　　　**D**　use fewer notebooks

問2　| 33 |　Choose the best answer for blank 　| イ |　.

  A　able　　　　　**B**　free　　　　　**C**　helpful　　　　　**D**　sure

問3　| 34 |　Choose the best answer for blank 　| ウ |　.

  A　mental　　　　　**B**　physical　　　　　**C**　social　　　　　**D**　spiritual

問4　| 35 |　What item is **NOT** necessary for the underlined activity **(エ)** ?

  A　glue　　　　　**B**　keyboard　　　　　**C**　paper　　　　　**D**　scissors

問5　| 36 |　According to the passage, what do children need, besides muscle strength, to write properly?

  A　basic movement skills　　　　　　**B**　iPads

  C　new pencils　　　　　　**D**　new technology

問6　| 37 |　本文の内容に合致するものを，**A〜D**の中から**1つ**選べ。

  A　子どもの体の動かし方の変化が，電子機器の使い方にも影響を与えている。

  B　子どもは，将来の仕事のために電子機器を上手く利用している。

  C　筋肉をつける行動や遊びを促進させるおもちゃが開発されている。

  D　しっかり鉛筆を持てないと，身体全体の成長にも影響が出かねない。

Ⅴ 以下の**A〜E**の英文は，本来は**Aの部分から始まる**一つのまとまった文章だが，設問のために**B〜E**は順序がばらばらになっている。**B〜E**を正しく並べ替えたとき，| 38 |〜| 42 |に**該当する記号**を答えよ。なお，次に続くものがなく，それ自身が文章の最後である場合には，**J**をマークせよ。(15点)

38	**A**の次に続くもの
39	**B**の次に続くもの
40	**C**の次に続くもの
41	**D**の次に続くもの
42	**E**の次に続くもの

A Inflation and deflation are words that indicate what the overall prices of goods and services are doing.

B Going back to our hot August day example, deflation would occur if there are ten vendors all selling lots of cold water and only one father with 500 yen to spend.　The supply of cold water is higher than the demand for it.　Thus, the price would drop and the father's 500 yen might be able to buy a lot of cold water.

C Inflation is defined as an increase of prices for goods and services because of an increase in the amount of money people have to spend.　This leads to a decrease in the value of money. The basics of supply and demand will help to understand this.

D Deflation is the opposite case.　This means a fall in prices because there is less money available to buy goods and services.　The result is increased purchasing power of money.

E Imagine it's a hot August day.　Ten different families are having a picnic at the beach, but none of them has anything to drink.　So ten fathers run to one vendor at the beach.　They discover that the vendor has only two bottles of cold water.　Each father has 2,000 yen. What do you think would happen to the price of the cold water?　Maybe the price would go up a lot.　The supply is low (two bottles), and the demand is high (ten fathers).　In this case, the value of 2,000 yen would buy little.

中山ほか (2004) 『Wise Choices』を参考に作成

化 学

問題

5年度

（2科目　90分）

11月26日試験

　次の $\boxed{\text{I}}$ ～ $\boxed{\text{V}}$ の各設問の解答を，指示に従ってそれぞれの解答群（**A，B，C，**…）のうちから選んで解答用紙にマークせよ。

　必要があれば，定数および原子量は次の値を用いよ。標準状態は，0℃，1.0×10^5 Pa とする。なお，問題文中の体積の単位記号Lは，リットルを表す。

（定　数）気体定数　　　$R = 8.3 \times 10^3$ Pa·L/(K·mol)

　　　　　ファラデー定数　$F = 9.65 \times 10^4$ C/mol

　　　　　アボガドロ定数　$N_A = 6.0 \times 10^{23}$/mol

（原子量）

H　1.0	He　4.0	C　12	N　14	O　16	F　19	Ne　20
Na　23	Mg　24	Al　27	S　32	Cl　35.5	K　39	Ar　40
Ca　40	Mn　55	Fe　56	Cu　64	Zn　65	Br　80	Ag　108
I　127	Ba　137	Pb　207				

$\boxed{\text{I}}$　次の**問1**～**問5**に答えよ。(20点)

問1　$\boxed{\quad 1 \quad}$　プラスチックの一般的な性質や用途に関する次の記述**A**～**E**のうちから，**誤りを含むもの**を**1つ**選べ。

A　おもに石油を原料として，人工的に合成された高分子化合物である。

B　水や薬品に強く，さびたり，腐食したりすることがない。

C　電気絶縁性にすぐれ，軽くて加工しやすいという特徴から，家庭製品や電機部品など，生活のいたる所で使われる。

D　熱に強いため，形状を変えず，そのまま加熱殺菌して再利用されることが多い。

E　自然界で分解されにくく，大量の廃棄物となって海洋汚染を引き起こすことが問題になっている。

問2　$\boxed{\quad 2 \quad}$　^{1}H と ^{14}N の原子からなるアンモニア分子に含まれる陽子の数を x，中性子の数を y，電子の数を z としたとき，x, y, z の大小関係を適切に表したものを，次の**A**～**G**のうちから**1つ**選べ。

A　$x = y = z$ 　　　**B**　$x = y > z$ 　　　**C**　$x = y < z$ 　　　**D**　$x = z > y$

E　$x = z < y$ 　　　**F**　$y = z > x$ 　　　**G**　$y = z < x$

問3　<u>3</u>　身のまわりの現象と，次の図中に示す物質の状態変化**ア～オ**の組合せとして**適切でない**ものを，下の**A～E**のうちから**1つ**選べ。

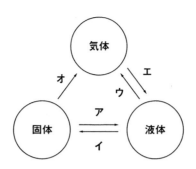

	身のまわりの現象	状態変化
A	冷凍庫内に氷を長い間放置したら，小さくなった。	**ア**
B	真冬に湖の水が，凍った。	**イ**
C	水でぬれた髪の毛を，ドライヤーを使って乾かした。	**ウ**
D	寒い夜，室内の窓ガラスが，曇った。	**エ**
E	たんすの防虫剤が，自然になくなった。	**オ**

問4　<u>4</u>　次の電子式で表される**ア**の元素名として適切なものを，下の**A～F**のうちから**1つ**選べ。

A　硫黄　　　B　リン　　　C　フッ素

D　ケイ素　　E　ベリリウム　　F　アルミニウム

問5　<u>5</u>　元素および原子の性質に関する次の記述**A～E**のうちから，**誤りを含むもの**を**1つ**選べ。

A　ハロゲンの原子は，一価の陰イオンになりやすい。

B　イオン化エネルギーの小さい原子ほど，陽イオンになりやすい。

C　同族元素では，原子番号が小さい原子ほど陽性が強い。

D　周期表の第2周期の元素の電気陰性度は，貴ガス（希ガス）を除き，右側にある元素ほど大きい。

E　遷移元素では，周期表の左右に隣り合う元素どうしの化学的性質が似ていることが多い。

Ⅱ　次の**問１**〜**問５**に答えよ。(20点)

問１　|　6　|　自然界においてホウ素には，相対質量が 10.0 の $^{10}_{5}B$ と相対質量が 11.0 の $^{11}_{5}B$ が存在する。ホウ素の原子量を 10.8 とするとき，$^{11}_{5}B$ の存在比[%]として適切なものを，次の数値**A〜G**のうちから**１つ**選べ。

　　A 20　　　**B** 30　　　**C** 40　　　**D** 50　　　**E** 60　　　**F** 70　　　**G** 80

問２　|　7　|　次の化学反応式の係数**ア〜エ**の組合せとして適切なものを，下の**A〜F**のうちから**１つ**選べ。

　　　ア CO_2　+　**イ** H_2O　———→　**ウ** $C_6H_{12}O_6$　+　**エ** O_2

	ア	イ	ウ	エ
A	1	1	1	1
B	1	2	2	1
C	3	3	1	3
D	3	6	2	3
E	6	6	1	6
F	6	12	1	6

問３　|　8　|　次の水溶液**ア〜ウ**の pH の大小関係を適切に表したものを，下の**A〜F**のうちから**１つ**選べ。ただし，強酸の電離度は 1.0 とし，混合する前後で溶液の体積の総量に，変化はないものとする。

　ア　0.0050 mol/L の硫酸

　イ　0.10 mol/L の酢酸水溶液（電離度 0.010）

　ウ　0.010 mol/L の塩酸 55 mL と 0.010 mol/L の水酸化ナトリウム水溶液 45 mL の混合水溶液

　　A　**ア**＝**イ**＞**ウ**　　　**B**　**ア**＝**イ**＜**ウ**　　　**C**　**イ**＝**ウ**＞**ア**

　　D　**イ**＝**ウ**＜**ア**　　　**E**　**ア**＝**ウ**＞**イ**　　　**F**　**ア**＝**ウ**＜**イ**

問４　|　9　|　次の塩**ア〜オ**のうち，その水溶液がどちらも塩基性を示す組合せとして適切なものを，下の**A〜G**のうちから**１つ**選べ。

　　ア　Na_2CO_3　　　**イ**　CH_3COONa　　　**ウ**　$CaCl_2$　　　**エ**　Na_2SO_4　　　**オ**　NH_4Cl

　　A　**ア，イ**　　　**B**　**ア，ウ**　　　**C**　**イ，ウ**　　　**D**　**イ，エ**

　　E　**ウ，エ**　　　**F**　**ウ，オ**　　　**G**　**エ，オ**

問5　$\boxed{10}$　次の酸化還元反応ア～ウに関する下の記述A～Fのうちから，**誤りを含むもの**を1つ選べ。

ア　$2\,KMnO_4$　$+$　$10\,KI$　$+$　$8\,H_2SO_4$　$\longrightarrow$　$2\,MnSO_4$　$+$　$5\,I_2$　$+$　$8\,H_2O$　$+$　$6\,K_2SO_4$

イ　$2\,H_2S$　$+$　SO_2　$\longrightarrow$　$2\,H_2O$　$+$　$3\,S$

ウ　Fe　$+$　$2\,HCl$　$\longrightarrow$　$FeCl_2$　$+$　H_2

A　アの反応では，マンガンの酸化数は減少している。

B　アの反応では，ヨウ化カリウムは還元剤としてはたらいている。

C　イの反応では，反応後の硫黄の酸化数は0である。

D　イの反応では，二酸化硫黄は酸化剤としてはたらいている。

E　ウの反応では，鉄は電子を失っている。

F　ウの反応では，塩化水素は還元剤としてはたらいている。

Ⅲ　次の問1〜問5に答えよ。(20点)

問1　　11　　日常生活で利用されている無機物質に関する次の記述**A〜E**のうちから，**誤りを含むもの**を1つ選べ。

 A 炭酸水素ナトリウムは，ベーキングパウダーとして用いられる。

 B リン酸塩には，肥料として用いられるものがある。

 C 酸化チタン(Ⅳ)は，光触媒として空気清浄機やビルの外壁などに用いられる。

 D アルミニウムは，飲料缶や窓枠の構造材料などに広く用いられる。

 E 酸化鉛(Ⅳ)は，乾電池の電極に用いられる。

問2　　12　　次の記述**ア〜ウ**に当てはまる元素の組合せとして適切なものを，下の**A〜H**のうちから1つ選べ。

 ア この元素の酸化物の1つは無色，無臭，可燃性の気体であり，極めて有毒である。

 イ この元素の水素化物は無色，刺激性の気体であり，その水溶液は強酸性を示す。

 ウ この元素の単体の1つは酸化力が強く，太陽光線中の紫外線を吸収するはたらきがある。

	ア	イ	ウ
A	C	F	O
B	C	F	N
C	C	Cl	O
D	C	Cl	N
E	Si	F	O
F	Si	F	N
G	Si	Cl	O
H	Si	Cl	N

問3 | 13 | 次の図はカルシウムの反応系統図である。図中の化合物**イ**，**ウ**，**エ**の化学式の組合せとして適切なものを，下の**A**～**I**のうちから**1つ**選べ。

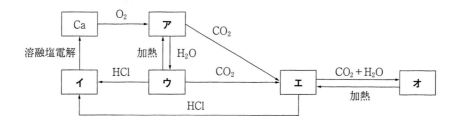

	イ	ウ	エ
A	$CaCl_2$	$Ca(OH)_2$	$CaCO_3$
B	$CaCl_2$	$Ca(OH)_2$	$Ca(HCO_3)_2$
C	$CaCl_2$	$CaCO_3$	$Ca(OH)_2$
D	$Ca(OH)_2$	$CaCl_2$	$CaCO_3$
E	$Ca(OH)_2$	$CaCl_2$	$Ca(HCO_3)_2$
F	$Ca(OH)_2$	$CaCO_3$	$CaCl_2$
G	$CaCO_3$	$Ca(OH)_2$	$CaCl_2$
H	$CaCO_3$	$Ca(OH)_2$	$Ca(HCO_3)_2$
I	$CaCO_3$	$CaCl_2$	$Ca(OH)_2$

問4 | 14 | 酸素とオゾンに関する次の記述**A**～**E**のうちから，**誤りを含むもの**を**1つ**選べ。

 A 酸素は，塩素酸カリウムと酸化マンガン(Ⅳ)の混合物を加熱して得られる。

 B 酸素は，非金属元素とは共有結合をつくり，金属元素とは金属結合をつくる。

 C オゾンは，酸素中での無声放電により得られる。

 D オゾンは，特異臭をもち，淡青色である。

 E オゾンは，湿ったヨウ化カリウムデンプン紙を青紫色にする。

問5 | 15 | 鉄とその化合物に関する次の記述**A**～**F**のうちから，適切なものを**1つ**選べ。

 A 鉄の単体は，鉄鉱石を酸化することで得られる。

 B 鉄の単体は，濃硝酸に気体を発生して溶ける。

 C 鉄の単体は安定しており，湿った空気中でもほとんど化学反応を起こさない。

 D 鉄の単体は，希硫酸と反応して硫酸鉄(Ⅱ)を生成する。

 E 硫酸鉄(Ⅱ)水溶液にチオシアン酸カリウム水溶液を加えると，血赤色の溶液になる。

 F 硫酸鉄(Ⅱ)水溶液に水酸化ナトリウム水溶液を加えると沈殿が生成し，次にアンモニア水を加えると沈殿は溶ける。

Ⅳ 次の問1～問5に答えよ。(20点)

問1 16 次の図は，原子Xの陽イオンと原子Yの陰イオンからできたイオン結晶の単位格子を表している。この化合物の組成式として適切なものを，下のA～Gのうちから1つ選べ。

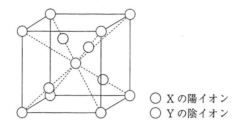

◯ Xの陽イオン
◯ Yの陰イオン

A XY_3 B X_4Y_9 C XY_2 D XY

E X_2Y F X_9Y_4 G X_3Y

問2 17 次の図は，水と，ある水溶液の冷却曲線を示している。この図に関する下の記述A～Fのうちから，**誤りを含むもの**を1つ選べ。

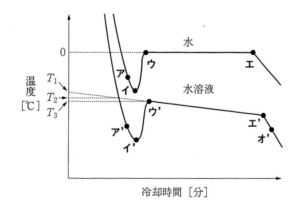

A 点アおよび点ア'の状態を，過冷却という。

B 凝固が始まるのは，点イおよび点イ'である。

C 点ウ～点エの間は，固体と液体の水が共存している。

D 点ウ'～点エ'の間で温度が徐々に下がるのは，溶液の濃度が低下するためである。

E 点オ'では，この水溶液はすべて固体の状態である。

F この水溶液の凝固点は，温度 T_2[℃]である。

問3 18 次の理想気体に関する記述①，②と，それぞれに当てはまる図**ア～オ**の組合せとして適切

なものを，下の**A～I**のうちから**1つ**選べ。ただし，x軸とy軸は等間隔目盛りとする。

① 温度と物質量が一定の場合の，気体の圧力xと体積yとの関係

② 体積と物質量が一定の場合の，気体の絶対温度xと圧力yとの関係

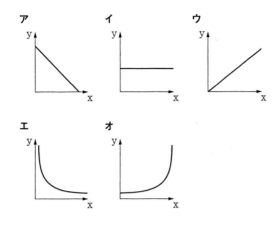

	①	②
A	イ	ア
B	イ	ウ
C	イ	エ
D	ウ	ア
E	ウ	イ
F	ウ	エ
G	エ	イ
H	エ	ウ
I	エ	オ

問4 ┃ 19 ┃ 次の図のような装置を用いて電解質**ア**の水溶液を電気分解したとき，電極**イ**，**ウ**のいず
れからも気体が発生しない**ア**～**ウ**の組合せとして適切なものを，下の**A**～**F**のうちから**1つ**選べ。

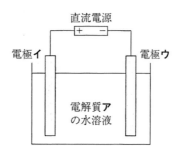

	ア	イ	ウ
A	硫酸	白金	白金
B	硫酸	銅	白金
C	硫酸銅（Ⅱ）	白金	白金
D	硫酸銅（Ⅱ）	白金	銅
E	硝酸銀	銀	白金
F	硝酸銀	白金	銀

問5 ┃ 20 ┃ 次の図は，容積 1.0 L の容器に気体の水素 0.10 mol と気体のヨウ素 0.10 mol を入れ，一
定温度に保ちながら反応させたときの容器内の水素のモル濃度[mol/L]の変化を示したものである。

この温度における平衡定数として適切なものを，下の数値**A**～**E**のうちから**1つ**選べ。

ただし，容器内では $H_2 + I_2 \rightleftarrows 2HI$ の可逆反応が起こり，平衡定数 K は，$K = \dfrac{[HI]^2}{[H_2][I_2]}$ で求めら
れるものとする。

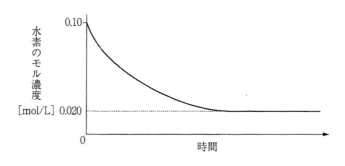

A 24   **B** 36   **C** 64   **D** 72   **E** 96

V　次の問1〜問5に答えよ。(20点)

問1　｜21｜　有機化合物に関する次の記述 A〜F のうちから，**誤りを含むもの**を1つ選べ。

A　炭素，水素，酸素，窒素など，構成する元素の種類は少ない。

B　各原子どうしは，共有結合やイオン結合，水素結合により分子を形成する。

C　鎖状や環状などさまざまな形の分子をつくることができるため，化合物の種類は多い。

D　分子間の結合が弱いため，無機化合物に比べて融点や沸点は，比較的低い。

E　極性が低いため，水には溶けにくく，エーテルやアルコールなどの有機溶媒に溶けやすいものが多い。

F　燃焼しやすいものが多く，完全燃焼すると，おもに CO_2 や H_2O を生じる。

問2　｜22｜　C_nH_{2n} の一般式で**表せない**炭化水素の物質名を，次の A〜E のうちから1つ選べ。

A　エチレン(エテン)　　　B　プロペン　　　C　2-メチルプロペン

D　シクロペンテン　　　E　シクロヘキサン

問3　｜23｜　ある炭化水素の気体は，標準状態で体積 4.48 L，質量は 8.40 g であった。この気体を完全燃焼させたときに生じる水の質量 [g] として適切なものを，次の数値 A〜E のうちから1つ選べ。

A　3.60　　B　7.20　　C　10.8　　D　14.4　　E　18.0

問4　｜24｜　エタノールに関する次の記述 A〜E のうちから，適切なものを1つ選べ。

A　水中で電離し，その水溶液は弱酸性を示す。

B　フェーリング液と共に加熱すると，赤色の酸化銅(Ⅰ)が沈殿する。

C　濃硫酸と共に約 130℃ に加熱すると，分子内脱水がおこる。

D　濃硫酸と共に 160〜170℃ に加熱すると，ジエチルエーテルを生じる。

E　硫酸酸性の二クロム酸カリウム水溶液と反応して，アセトアルデヒドを生じる。

問5　｜25｜　セッケンに関する次の記述 A〜E のうちから，適切なものを1つ選べ。

A　セッケンは親水基と疎水基の両方をもち，水中では負に帯電した球状のミセルとして存在する。

B　繊維の油汚れなどをセッケンで取り囲み，小さな粒子として水中に分散させることを加水分解という。

C　セッケンの原料である油脂は，高級脂肪酸とグリセリンからなるエーテル化合物である。

D　セッケンの水溶液は弱塩基性を示し，硫酸アルキルナトリウムやアルキルベンゼンスルホン酸ナトリウムなどの合成洗剤の水溶液は弱酸性を示す。

E　セッケンと合成洗剤は，いずれも硬水中において洗浄効果が低くなる。

英　語

解答　　　　　　　　　5年度

推　薦

I

〔解答〕

問1　[1]　C　　[2]　D　　[3]　C　　[4]　D

問2　[5]　A　　[6]　A　　[7]　D　　[8]　B

〔出題者が求めたポイント〕

問1

[1]　ceiling[iː]　feeling[iː]　sailing[ei]　dealing[iː]

[2]　also[ɔː]　　auto[ɔː]　　cause[ɔː]　　cousin[ʌ]

[3]　graph[f]　rough[f]　though[無声音]
　　　tough[f]

[4]　chat[tʃ]　match[tʃ]　speech[tʃ]
　　　yacht[無声音]

問2

[5]　be-lów　bírth-day　bóard-er　bód-y

[6]　Cán-a-da　Ha-wái-i　Mi-ám-i　Vi-én-na

[7]　pár-a-dise　póp-u-lar　prób-a-bly
　　　pro-dúc-tion

[8]　e-cón-o-my　in-for-má-tion　ac-cóm-pa-ny
　　　ac-cóm-mo-date

II

〔解答〕

問1　[9]　D　　[10]　A　　[11]　B　　[12]　B
　　　[13]　C　　[14]　A　　[15]　C　　[16]　D

問2　[17]　D　　[18]　F　　[19]　A　　[20]　G
　　　[21]　A　　[22]　G　　[23]　D　　[24]　A

〔出題者が求めたポイント〕

問1

[9]　Why don't we ～?「～しませんか?」。誘いかけの表現。一方、Why don't you ～? は「～してはどう?」という提案を表す表現。

[10]　Could you possibly ～?「できれば～していただけませんか?」。とても丁寧な依頼の表現。ビジネスでよく使用される。

[11]　単純な受動態の文なので、written が正解。

[12]　It seems to be ～「～であるようだ」。

[13]　前置詞 After の後ろなので、動名詞が正解。attendance は、the attendance to なら可。

[14]　前の文と対照的な内容の文が後ろに来るので、but が正解。

[15]　relaxing「くつろいだ気分にさせる」。

[16]　while Ving「～しながら」。during の後ろには Ving 形は来ない。

問2

〔正解の英文〕

⑴　Don't give up thinking, (and) (you) (will always) (find) (the) (right) (answer).

⑵　Recognizing that (you have) (the ability) (to)

(achieve) (a certain) (purpose is) (called) "self-efficacy."

⑶　The university (provides) (advice) (and) (financial) (support to) (encourage) (students' autonomous) and voluntary activities.

⑷　If you have any regrets now, (use that) (feeling as) (energy) (to think) (about) (what you can) (do next).

〔問題文訳〕

問1

[9]　「コーヒーでも飲みませんか?」「いいね」

[10]　できれば、あなたのスケジュールを教えていただけませんか?

[11]　その曲は去年賞を取った有名なアーティストによって書かれたものです。

[12]　外は寒いようなので、暖かくしてください。

[13]　～　[16]
　　　マイクは海沿いの大学に通っている。夜の授業に出たあと、彼はたいていキャンパスを散歩する。友人と過ごすことも楽しむが、一人で散歩するのも好きだ。穏やかな波の音を聞きながら、海の上に広がる幻想的な夜景を眺めていると、マイクはとてもくつろげる。

III

〔解答〕

[25]　C　　[26]　D　　[27]　A　　[28]　B

[29]　A　　[30]　B　　[31]　D

〔出題者が求めたポイント〕

選択肢訳

[25]　A：会った
　　　B：終えた
　　　C：始めた
　　　D：残した

[26]　A：永久に
　　　B：再び
　　　C：決して～ない
　　　D：一応

[27]　A：何でも
　　　B：何も～ない
　　　C：何か
　　　D：すべてのもの

[28]　A：紅茶を飲む
　　　B：コーヒークラブに入る
　　　C：カフェインの摂取量を減らす
　　　D：みんなのお金を徴収する

[29]　A：みんなの名前は覚えられていない。
　　　B：私は間違いなく昨日彼に会いました。
　　　C：それは1月のことでした。

D：私はジミに会ったことがない。
[30] A：それは私には高価すぎる。
　　 B：あとで彼にお金を渡します。
　　 C：私はいつも紅茶を飲む。
　　 D：さっき彼に払いました。
[31] A：使い捨てのものが借りられる。
　　 B：自分のデスクに2つ持っています。
　　 C：ジョシュのマグカップを使います。
　　 D：明日マグカップを持ってきます。

〔全訳〕
ジミとアイシャが職場の休憩スペースで話している。
ジミ　　：会ったことがないと思うんだけど。ここは初日なの？
アイシャ：はい、今朝、ここで働き[25]始めたばかりです。私の名前はアイシャです。
ジミ　　：私はジミ。はじめまして、アイシャ。
アイシャ：はじめまして。それで、あなたはここには長くいらっしゃるのですか？
ジミ　　：そうだね、そう言えるかもね。5年くらいかな、[26]一応。
アイシャ：あなたはきっと多くのことを知ってますよね。何か聞いてもいいですか？
ジミ　　：好きなこと[27]何でも聞いて。
アイシャ：ありがとう。大したことではないのですが、あそこにコーヒーメーカーがあるのに気づきました。自分で飲んでもよいのですか？
ジミ　　：うん、いいよ。でもコーヒーを飲む人は[28]コーヒークラブに入る必要があるんだ。月に2ポンドかかるよ。
アイシャ：分かりました。で、どうやって払えばいいんですか？
ジミ　　：毎月初めにジョシュに現金を渡す必要があるんだ。彼に会った？
アイシャ：いいえ、会ってないと思います。よくわからないけど。[29]みんなの名前は覚えられていないんです。
ジミ　　：彼は正面玄関のそばのデスクで働いてる人だよ。
アイシャ：ああ、ひげを生やしている人ですか？
ジミ　　：そう。彼は本当に親切なんだ。
アイシャ：よかった、じゃあ、[30]あとで彼にお金を渡しますね。
ジミ　　：今ならコーヒーが飲めるよ、誰も気にしないと思うんだ。
アイシャ：あ、でもマグカップを持ってきてないんです。
ジミ　　：そうか。マグカップは持ってきたほうがいいね。
アイシャ：分かりました。今日はコーヒーのことは忘れて、[31]明日マグカップを持ってきますね。
ジミ　　：オッケー！　また何か手伝えることがあったら教えて。

Ⅳ

〔解答〕
問1 [32] C　　問2 [33] A　　問3 [34] B
問4 [35] B　　問5 [36] A　　問6 [37] D

〔出題者が求めたポイント〕
問1 [32]so ～ that … を構成する選択肢Cの spend so much time が正解。
問2 [33]be able to ～ を構成する選択肢Aの able が正解。
問3 [34]mental「精神の」。physical「身体の」。social「社会的な」。spiritual「霊的な」。
問4 [35]cutting and sticking「切ったり貼ったり」にkeyboard「キーボード」は必要ない。
問5 [36]「本文によれば、筋力以外に、子どもがちゃんと書くために必要なものは何か」
　　A　基本的な動作能力 ← 第1段落最終文に一致
　　B　iPad
　　C　新しい鉛筆
　　D　新しいテクノロジー
問6 [37]D ← 第2段落第7文に一致

〔全訳〕
　ある研究が示すところでは、新しいテクノロジーが、子どもたちの鉛筆やペンを使う能力を低下させているという。この研究は、英国の国民保健サービスから出されたものだ。研究者によると、最近の子どもたちはiPadや携帯電話の画面をスワイプする時間があまりに長く、鉛筆をきちんと持つことができないという。子どもたちは、鉛筆を使わないために、今や手の筋力が足りず、ちゃんと書けなくなっているのだ。研究者のサリー・ペイン博士は次のように述べている。「子どもたちは、10年前の子どもが持っていたような手の強さや能力を持って学校に入学してきていません。学校にくる子どもたちは、鉛筆を与えられますが、基本的な動作能力がないため、だんだん鉛筆が持てなくなっているのです」。
　研究者たちは、テクノロジーが、子どもたちが書いたり、描いたり、モノを作ったりする身体の使い方を変えつつあると述べている。子どもたちは、ますますテクノロジーを使って創造するようになっているのだ。ペイン博士はその理由を次のように説明する。彼女が言うには、「積み木や切ったり貼ったり、おもちゃやロープを引っ張ったりといった、筋肉を鍛える遊びを子どもに勧めるよりも、iPadを与える方が簡単です。そのため、鉛筆を握ったり持ったりするのに必要な基礎的なスキルが身につかないのです」。テクノロジーがより大きな問題を引き起こしているかもしれないと言う専門家もいる。ある専門家は、もし子どもが鉛筆を持つのに十分な力がないのなら、おそらく体全体が弱っているのだろうと語った。彼女が言うには、YouTubeのビデオを見るよりも、木に登る方が子どもの身体の発達には良いとのことだ。

V

〔解答〕

[38]　C　　[39]　J　　[40]　E

[41]　B　　[42]　D

〔出題者が求めたポイント〕

インフレーションとデフレーションの対比に注目し、そ
れぞれの具体例を見極めて、A→C→E→D→Bの順を見
つける。

〔全訳〕

A　インフレとデフレは、財やサービスの価格全体がど
　　うなっているかを示す言葉だ。

C　インフレとは、人々が使おうとするお金の量が増え
　　たために、財やサービスの価格が上昇することと定義
　　される。これは、お金の価値の低下につながる。需要
　　と供給の基本が、このことを理解するのに役立つ。

E　8月の暑い日のことを想像してみよう。10組の家族
　　が海辺でピクニックをしているが、誰も飲み物をもっ
　　ていない。そこで、10人の父親が海辺にいる1人の
　　売り子のところに駆け込む。すると彼らは、売り子が
　　冷水を2本しか持っていないことを知る。それぞれの
　　父親は2,000円を持っている。あなたは冷水の値段が
　　どうなると思うだろうか？　たぶん、値段はかなり上
　　がるだろう。供給は少なく（2本）、需要は多い（10人
　　の父親）。この場合、2,000円の価値ではほとんど買え
　　ないだろう。

D　デフレはその逆のケースだ。これは、財やサービス
　　を買うために使えるお金が少なくなるため、物価が下
　　がることを意味する。その結果、お金の購買力が高ま
　　る。

B　8月の暑い日の例に戻ると、デフレが起こるのは、
　　売店が10軒あって、みな多くの冷水を売っているの
　　に、使える金は500円だけの父親が1人しかいない場
　　合だ。冷水の供給はその需要よりも大きい。その結果、
　　価格は下がり、この父親は500円で多くの冷水を買う
　　ことができるだろう。

化　学

解答

5年度

Ⅰ

〔解答〕

問1①D　　問2②D　　問3③A　　問4④B
問5⑤C

〔出題者が求めたポイント〕

プラスチック，原子の構成，元素の性質，三態の変化

〔解答のプロセス〕

問1①　A～C正
　D誤り　熱に弱く燃え易い。
　E正
問2②　陽子と電子の数は同じで，$_{1}^{1}H=1$，$_{7}^{14}N=7$。
　中性子の数＝質量数－陽子数なので，
　$_{1}^{1}H=1-1=0$，$_{7}^{14}N=14-7=7$
　　よって　$x=z=1×3+7=10$
　　　　　$y=0+7=7$
　　　　　$x=z>y$
問3③　A誤り　氷が昇華したため＝固体──→気体の変化です。
　B正　水が凍る＝液体──→固体の変化で凝固イ。
　C正　水が水蒸気になる＝液体──→気体の変化で蒸発ウ。
　D正　水蒸気が水になる＝気体──→液体の変化で凝縮エ。
　E正　固体が気体になる＝昇華オ。
問4④　最外殻電子が5個なので15族元素で，窒素，リン，ヒ素など，選択肢よりリン。
問5⑤　A正　最外殻電子が7個で，電子を受け取り易い。
　B正　イオン化エネルギーが小さい＝最外殻電子が取れ易い。
　C誤り　原子番号が大きいと原子核が最外殻電子を引き付ける力が弱く，電子が離れ易くなる。
　D正　一般に同周期元素（貴ガスを除く）の電気陰性度は原子番号の大きいものほど大きい。
　E正　遷移元素では，同周期元素の最外殻電子の数は大体同じである。

Ⅱ

〔解答〕

問1⑥G　　問2⑦E　　問3⑧C　　問4⑨A
問5⑩F

〔出題者が求めたポイント〕

原子量，化学反応式，水溶液のpH，塩の液性
酸化還元

〔解答のプロセス〕

問1⑥　原子量＝同位体の（相対質量×存在比）の和であるから，^{11}Bの存在比をx〔%〕とすると

$$10.0×\frac{100-x}{100}+11.0×\frac{x}{100}=10.8$$
$$x=80〔%〕$$

問2⑦　ウ＝1　とすると，Cの数よりア＝6，Hの数よりイ＝6，Oの数よりエ＝6　となる。

問3⑧　ア　$[H^{+}]$＝酸のモル濃度×価数×電離度より，$[H^{+}]=0.0050mol/L×2×1.0=0.010mol/L$
　　　$pH=-\log_{10}(1.0×10^{-2})=2.0$
　イ　$[H^{+}]=0.10mol/L×1×0.010=1.0×10^{-3}mol/L$
　　　$pH=-\log_{10}(1.0×10^{-3})=3.0$
　ウ　塩酸の出すH^{+}は

$$0.010mol/L×\frac{55}{1000}L×1.0=5.5×10^{-4}mol$$

　　　水酸化ナトリウムの出すOH^{-}は

$$0.010mol/L×\frac{45}{1000}L×1.0=4.5×10^{-4}mol$$

　　　両者を混合すると
　　　$5.5×10^{-4}-4.5×10^{-4}=1.0×10^{-4}mol$　のH^{+}が残るから，混合液の$[H^{+}]$は

$$[H^{+}]=\frac{1.0×10^{-4}mol}{(55+45)×10^{-3}L}=1.0×10^{-3}mol/L$$

　　　$pH=-\log_{10}(1.0×10^{-3})=3.0$
　　　よってpHの順は　イ＝ウ＞ア　となる。
問4⑨　ア弱酸H_2CO_3と強塩基$NaOH$の塩なので塩基性。
　　　$CO_3^{2+}+H_2O \rightleftarrows HCO_3^{-}+OH^{-}$
　イ弱酸CH_3COOHと強塩基$NaOH$の塩なので塩基性。
　　　$CH_3COO^{-}+H_2O \rightleftarrows CH_3COOH+OH^{-}$
　ウ強酸HClと強塩基$Ca(OH)_2$の正塩なので中性。
　エ強酸H_2SO_4と強塩基$NaOH$の正塩なので中性。
　オ強酸HClと弱塩基NH_3の塩なので酸性。
　　　$NH_4^{+}+H_2O \rightleftarrows NH_3+H_3O^{+}$
問5⑩　A正　MnO_4^{-}では　$x+(-2)×4=-1$
　　　$x=+7$　　　Mn^{2+}では$+2$
　B正　1^{-}はe^{-}を失っている（与えている）＝還元剤
　C正　単体なので酸化数は0。
　D正　酸素を与えている。＝酸化剤
　E正　FeがFe^{2+}になっている。
　F誤り　Hの酸化数が$+1$から0に減っている＝還元された＝酸化剤

Ⅲ

〔解答〕

問1⑪E　　問2⑫C　　問3⑬A　　問4⑭B
問5⑮D

〔出題者が求めたポイント〕

日常の無機物質，元素の推定，カルシウム化合物
酸素とオゾン，鉄とその化合物

〔解答のプロセス〕

問1⑪　A正　$2NaHCO_3 \xrightarrow{熱} Na_2CO_3+H_2O+CO_2$

と反応して CO_2 の泡を発生する。

B正　リン肥料の過リン酸石灰はリン酸二水素カルシウム一水和物 $Ca(H_2PO_4)_2\cdot H_2O$ と硫酸カルシウム $CaSO_4$ の混合物である。

C, D　正

E誤り　PbO_2 は鉛蓄電池の正極として用いられている。

問2⑫　ア　CO は有毒で可燃性の気体，SiO_2 は固体。

イ　ハロゲン化水素のうち HF は弱酸性，HCl，HBr，HI は強酸である。

ウ　オゾン O_3 は酸素 O_2 の同素体で，紫外線を吸収する。

問3⑬　$2Ca+O_2 \longrightarrow 2CaO$ ⑦

CaO⑦$+H_2O \longrightarrow Ca(OH)_2$⑦

$Ca(OH)_2$⑦$\longrightarrow CaO$⑦$+H_2O$

$Ca(OH)_2$⑦$+2HCl \longrightarrow CaCl_2$⑦$+2H_2O$

$CaCl_2 \longrightarrow Ca$（陰極）$+Cl_2$（陽極）

CaO⑦$+CO_2 \longrightarrow CaCO_3$⑦

$Ca(OH)_2$⑦$+CO_2 \longrightarrow CaCO_3$⑦$+H_2O$

$CaCO_3$⑦$+CO_2+H_2O \longrightarrow Ca(HCO_3)_2$⑦

$Ca(HCO_3)_2$⑦$\longrightarrow CaCO_3$⑦$+H_2O+CO_2$

$CaCO_3$⑦$+2HCl \longrightarrow CaCl_2$⑦$+H_2O+CO_2$

問4⑭　A正　$2KClO_3 \longrightarrow 2KCl+3O_2$　MnO_2 は触媒

B誤り　金属元素とはイオン結合をつくる。

C正　$3O_2 \longrightarrow 2O_3$

D正

E正　O_3 の酸化作用で I_2 が生じ，デンプンと反応して青紫色を示す。

$2KI+O_3+H_2O \longrightarrow 2KOH+I_2+O_2$

問5⑮　A誤り　酸化→還元　Fe_2O_3 から O を奪う。

$Fe_2O_3+3CO \longrightarrow 2Fe+3CO_2$

B誤り　不動態を生じるので濃硝酸には溶けない。

C誤り　湿った空気中では赤さびが生じる。

D正　$Fe+2H^+ \longrightarrow Fe^{2+}+H_2$

E誤り　Fe^{2+} は KSCN で呈色しない。

F誤り　$Fe^{2+}+2OH^- \longrightarrow Fe(OH)_2$　$Fe(OH)_2$ は NH_3 水に溶けない。

Ⅳ

〔解答〕

問1⑯E　　問2⑰D　　問3⑱H　　問4⑲E

問5⑳C

〔出題者が求めたポイント〕

イオン結晶の単位格子，水と水溶液の冷却曲線
気体の体積，圧力，温度，電気分解，平衡定数

〔解答のプロセス〕

問1⑯　単位格子中の X(●) は4個，Y(○) は

$\dfrac{1}{8}\times 8+1=2$ 個

X と Y の数の比は　$4:2=2:1$　組成式は X_2Y である。

この型の結晶には酸化銅(I) Cu_2O の例がある。

問2⑰　A～C正

D誤り　水が結晶になるので溶液の濃度が高くなり，凝固点が次第に下がる。

E正　点エ′で溶液全体が固体となり，エ′以降は固体の温度が下がる。

F正　過冷却がなかったとしたらこの間もウ～エ′と同じように溶液の温度が下がったとして，直線ウ′エ′を伸ばして溶液の冷却曲線と交った点の温度 T_2〔C〕を凝固点とする。

問3⑱　①気体の状態方程式　$pV=nRT$　において T と n が一定であるから，$pV=k$（一定）。よって体積は圧力に反比例する→図エが該当。

②気体の状態方程式において V と n が一定であるから $p=k'T$（k' は定数）。よって圧力は絶対温度に比例する→図ウが該当。

問4⑲　イは陽極，ウは陰極。各極の反応は

A (イ) $2H_2O \longrightarrow O_2+4H^++4e^-$

(ウ) $2H^++2e^- \longrightarrow H_2$

B (イ) $Cu \longrightarrow Cu^{2+}+2e^-$

(ウ) $2H^++2e^- \longrightarrow H_2$

C (イ) $2H_2O \longrightarrow O_2+4H^++4e^-$

(ウ) $Cu^{2+}+2e^- \longrightarrow Cu$

D (イ) $2H_2O \longrightarrow O_2+4H^++4e^-$

(ウ) $Cu^{2+}+2e^- \longrightarrow Cu$

E (イ) $Ag \longrightarrow Ag^++e^-$

(ウ) $Ag^++e^- \longrightarrow Ag$

F (イ) $2H_2O \longrightarrow O_2+4H^++4e^-$

(ウ) $Ag^++e^- \longrightarrow Ag$

よって電極イ，ウともに気体が発生しないのは E である。

問5⑳　水素のモル濃度は　$0.10-0.020=0.080\,\text{mol/L}$ 減少しているから，ヨウ素も $0.080\,\text{mol/L}$ 減少して $0.020\,\text{mol/L}$ になっており，ヨウ化水素は $0.080\,\text{mol/L}\times 2=0.160\,\text{mol/L}$ になっている。

よって　$K=\dfrac{[\text{HI}]^2}{[\text{H}_2][\text{I}_2]}$

$=\dfrac{(0.16\,\text{mol/L})^2}{0.020\,\text{mol/L}\times 0.020\,\text{mol/L}}=64$

Ⅴ

〔解答〕

問1㉑B　　問2㉒D　　問3㉓C　　問4㉔E

問5㉕A

〔出題者が求めたポイント〕

有機物の特徴，分子式 C_nH_{2n} の物質，炭化水素の燃焼，エタノール，セッケン

〔解答のプロセス〕

問1㉑　A正

B誤り　有機化合物は炭素原子を中心に水素，酸素，窒素，リンなど非金属元素から成るので，原子の結合は共有結合＋水素結合で，金属元素との結合方式であるイオン結合はほとんど含まれない。

C〜F正　いずれも分子から成る物質の特徴である。

問2 22　一般式 C_nH_{2n} はアルカンの一般式 C_nH_{2n+2} に比べて H 2 原子が少ないので，C=C を 1 個または環を 1 個もつ分子である。

　　A：$CH_2=CH_2$，分子式 C_2H_4

　　B：$CH_2=CHCH_3$，分子式 C_3H_6

　　C：
　　　　　　CH_3
　　　　　　|
　　　　$CH_2=C-CH_3$　分子式 C_4H_8

　　E：
　　　　　　CH_2
　　　　CH_2　　CH_2，分子式 C_6H_{12}
　　　　|
　　　　CH_2　　CH_2
　　　　　　CH_2

は一般式 C_nH_{2n} に適合する。

　　D：$CH-CH_2$
　　　　‖　　　　　CH_2，分子式 C_5H_8
　　　　$CH-CH_2$

C=C と環を含むので一般式 C_nH_{2n} には合わない。

問3 23　気体 4.48 L は $\dfrac{4.48\,\text{L}}{22.4\,\text{L/mol}} = 0.200\,\text{mol}$　なの

で，モル質量は $\dfrac{8.40\,\text{g}}{0.200\,\text{mol}} = 42.0\,\text{g/mol}$

$C_xH_y = 42.0$　を満足する整数 x，y は　$x = 3$，$y = 6$。

　　よって気体 0.200 mol の燃焼により生じる H_2O は 0.600 mol で，$18.0\,\text{g/mol} \times 0.600\,\text{mol} = 10.8\,\text{g}$

問4 24　A誤り　エタノールは電離せず，水溶液は中性。

B誤り　アルコールには還元性はない。

C誤り　分子間脱水（縮合）でジエチルエーテルが生じる。

　　$2C_2H_5OH \longrightarrow C_2H_5-O-C_2H_5 + H_2O$

D誤り　分子内脱水でエチレンが生じる。

　　$C_2H_5OH \longrightarrow CH_2=CH_2 + H_2O$

E正　第一級アルコールの酸化ではアルデヒドが生じる。

　　$3CH_3CH_2OH + K_2Cr_2O_7 + 4H_2SO_4$
　　$\longrightarrow 3CH_3CHO + K_2SO_4 + Cr_2(SO_4)_3 + 7H_2O$

問5 25　A正　$R-COO^-$ が R を内側，$-COO^-$ を外側にして集合したコロイドになる。

B誤り　加水分解 $\longrightarrow$ 乳化

C誤り　エーテル $\longrightarrow$ エステル $(R-COO)_3C_3H_5$ である。

D誤り　弱酸性 $\longrightarrow$ 中性　　硫酸アルキルナトリウム $R-OSO_3Na$ もアルキルベンゼンスルホン酸ナトリウム R-⟨◯⟩-SO_3Na も強酸と強塩基の塩で加水分解しない。

E誤り　合成洗剤のカルシウム塩，マグネシウム塩は水に溶けるので洗浄効果は低くならない。

神戸学院大学（薬）5年度　（25）

2022.11.26　神戸学院大学

「英語・化学」解答用紙

対象学部・学科

学　部	学　科
薬	薬

フリガナ

氏　名

受験番号欄
（受験番号を記入し、その下のマーク欄にマークしてください）

百万位　十万位　万位　千位　百位　十位　一位

欠席者マーク　○　← 監督者記入

(5150)

基礎的な適性調査（英語に関する内容）

解答番号	解　答　欄
1	
2	
3	
4	
5	
6	
7	
8	
9	
10	
11	
12	
13	
14	
15	
16	
17	
18	
19	
20	
21	
22	
23	
24	
25	
26	
27	
28	
29	
30	
31	
32	
33	
34	
35	
36	
37	
38	
39	
40	
41	
42	

基礎的な適性調査（化学に関する内容）

解答番号	解　答　欄
1	
2	
3	
4	
5	
6	
7	
8	
9	
10	
11	
12	
13	
14	
15	
16	
17	
18	
19	
20	
21	
22	
23	
24	
25	

この解答用紙は124％に拡大すると、ほぼ実物大になります。

令和4年度

問　題　と　解　答

英　語

問題
(2科目　90分)
11月27日試験

4年度

I 各問に答えよ。（16点）

問1 　1　～　4　において，下線部の発音が他と**異なるもの**を，それぞれの**A～D**のうちから
1つ選べ。

1	**A** gl<u>o</u>ve	**B** <u>o</u>nion	**C** <u>o</u>ven	**D** impr<u>o</u>ve
2	**A** ea<u>s</u>e	**B** loo<u>s</u>e	**C** po<u>s</u>e	**D** phra<u>s</u>e
3	**A** ar<u>g</u>ue	**B** di<u>g</u>est	**C** <u>g</u>esture	**D** <u>g</u>ene
4	**A** c<u>i</u>nema	**B** m<u>i</u>nister	**C** dec<u>i</u>sion	**D** m<u>i</u>nor

問2 　5　～　8　において，最も強く読む音節の位置が他と**異なるもの**を，それぞれの**A～D**の
うちから**1つ**選べ。

5	**A** sur-face	**B** per-cent	**C** per-haps	**D** su-perb
6	**A** me-chan-ic	**B** ef-fi-cient	**C** in-di-cate	**D** in-creas-ing
7	**A** re-pub-lic	**B** tre-men-dous	**C** in-flu-ence	**D** Pa-cif-ic
8	**A** as-pect	**B** wis-dom	**C** wor-ship	**D** ex-pand

Ⅱ 各問に答えよ。(32点)

問1 | 9 |～| 16 | において，空所を満たすのに最も適切なものを，それぞれの**A**～**D**のうちから
1つ選べ。

| 9 | We [＿＿＿] playing tennis for two hours when it started to rain.

   A would be   **B** have been   **C** could be   **D** had been

| 10 | Peter: We had terrible weather during our holidays.

       Steve: [＿＿＿]? What a shame!

   A Did you   **B** Were you   **C** Was it   **D** It did

| 11 | When you apply for a rental car, it is [＿＿＿] to provide two forms of identification.

   A necessary   **B** useless   **C** requirement   **D** awful

| 12 | In order to become the highest grade of therapist, you must first become a [＿＿＿] doctor.

   A wicked   **B** qualified   **C** peculiar   **D** usual

The world is getting hotter, | 13 | because humans are burning fossil fuels like coal, oil and natural gas to make energy. These fuels give off pollution which makes the climate crisis worse. These kinds of pollution are | 14 | considered to be one major cause of the greenhouse effect. A country or company that | 15 | less pollution than it removes is called "carbon neutral." To become carbon neutral, it is | 16 | to stop creating energy in ways that pollute the environment and instead use more renewable sources, like the sun, wind and water.

| 13 | **A** on the main   **B** mainly   **C** usually   **D** to the extent

| 14 | **A** never   **B** often   **C** seldom   **D** namely

| 15 | **A** to create   **B** created   **C** creating   **D** creates

| 16 | **A** hopefully   **B** vital   **C** always   **D** harmful

問2 ┃ 17 ┃～┃ 24 ┃ 次の日本文の意味を表すように(1)～(4)それぞれのA～Gを最も適切な順序に並べかえたとき，**3番目と5番目**にくるものを選べ。

(1) たとえ反対する人がいようと，自分が正しいと思うことをするのをためらってはいけません。

Even if some people are against you, ┃　┃┃　┃┃ 17 ┃┃ 18 ┃┃　┃.

A　hesitate 　　　B　you think 　　　C　is right 　　　D　what

E　do not 　　　　F　do 　　　　　　G　to

(2) 私はダムの計画について話していませんが，彼はまるでそれについてすべてを知っているかのように話しました。

I didn't mention anything about the dam project but ┃　┃┃　┃┃ 19 ┃┃　┃┃ 20 ┃
┃　┃┃　┃.

A　as 　　　　　B　he knew 　　　C　he spoke 　　　D　about

E　if 　　　　　F　it 　　　　　　G　all

(3) 人類史上最大の発明の一つは，重いものを遠く離れたところに動かすことをよりたやすくしたので，車輪の発明だと思います。

I think that one of the greatest inventions in human history is the invention of the wheel since
┃　┃┃　┃┃ 21 ┃┃　┃┃ 22 ┃┃　┃┃　┃.

A　it easier 　　B　to 　　　　　C　over a long distance 　D　made

E　it 　　　　　F　move 　　　　G　heavy things

(4) 夜に少なくとも8時間寝れば，授業中に集中力が途切れない，と雑誌で読みました。

I read in a magazine that sleeping at least 8 hours at night ┃　┃┃　┃┃ 23 ┃┃　┃
┃ 24 ┃┃　┃┃　┃.

A　keep 　　　　B　from 　　　　C　you 　　　　D　during class

E　concentration 　F　losing 　　　G　will

Ⅲ　次の会話文の空所　25　～　31　を満たすのに最も適切なものを，それぞれの**A**〜**D**のうちから
1 つ選べ。(20点)

A woman is at a department store.

Sales Clerk : Hi there, how can I help you?

Hisako : Hello, I bought this outfit a couple of weeks ago but I found this hole the other day before I put it on.

Sales Clerk : I see.　Have you brought a receipt with you?

Hisako : I can't find it anywhere, I've looked all over the house, in my bag, everywhere, but I can't find it.　25

Sales Clerk : Yes, if your item was damaged when you bought it.

Hisako : Look, the tags are still on it.　I haven't worn it at all.

Sales Clerk : I see.　Let me check.　26

Hisako : That's too bad.　The outfit is really nice.　Will you get any more in soon?

Sales Clerk : There's nothing scheduled.　I can give you a coupon for now.　You can choose something else, or　27　.　We can give you a call when we get more of these. 　28　Would that be alright for you?

Hisako : That would be fine.

Sales Clerk : Because you don't have the receipt, I'll need to take some details.

Hisako : Sure, no problem.

Sales Clerk : Could you write down your name, phone number and email address on this form for me?

Hisako :　29

Sales Clerk : Either is fine.　Anywhere we can contact you in the day time　30　.

Hisako : OK, I'll write my mobile number down.

Sales Clerk : Thanks.　Here's your voucher.　You can use it for almost anything in the store, 　31　food, drinks and sale items.

25 **A**　So, here it is.

　　B　Finally, I found it here.

　　C　Is it possible to exchange it without the receipt?

　　D　What is the store policy in this case?

26
A When did you wear it?

B We have a replacement outfit available for you.

C Let me bring a new one for you now.

D I'm afraid we don't have any more in that size.

27
A hold on to it until we get more stock

B buy another one

C there's no alternative

D let me know when you are ready

28
A Here is our telephone number.

B We really appreciate it.

C It should take two or three weeks.

D It will arrive tomorrow.

29
A Where should I write?

B Home number or work?

C What time will I call?

D I never check my email.

30
A will do

B is on

C sound right

D one day

31
A otherwise

B without

C unless

D except

IV 次の英文を読んで，各問に答えよ。(17点)

　Not many people remember how they learned words in their native language when they were two or three years old.　Of course, many words are learned when we begin to go to school.　Research shows, however, that two-year-old children learn a huge number of words at a fast pace.　①　In the 1980s, researchers　②　that young children have a set of built-in "assumptions" that helps them find out what a new word means.　These assumptions can help them learn words even before they go to school.

　One type of assumption children can make is pretty basic.　Researchers call this the *whole object assumption*.　When somebody names an object, the child thinks they are referring to the whole object and not to its parts or other features.　For example, a parent points at a dog and says, "Dog!"　In this scenario, the child will think the new word "dog" refers to the dog itself.　They would not think it applies to the dog's color, how furry the dog is, or parts of the dog.　By making this assumption, children can easily get to the meaning of the new word.

　Obviously, there are limits to this basic assumption.　For instance, think of a situation where the child has learned what "dog" means.　Then, a few days later, their parent points at the same dog and says, "Tail!"　Wouldn't this confuse the child?　This is where the child makes a different assumption called the *mutual exclusivity assumption*.　Since the child already knows the word "dog," they assume that "tail" refers to a different feature of the dog.　By making this assumption, children can eventually learn about words that describe other features of the dog, such as "cute" and "big."

　Learning about new words in a language requires the learner to do two things.　One is to understand the meaning of the word.　The other is to reject other possible meanings it could have.　Research suggests that young children can make certain assumptions to help with both of these processes.　This is why vocabulary learning processes can　③　when we receive school instruction.

問1　32　Choose the best answer from A～D for blank　①　.
A　Why is the process so terrible?
B　Do teachers have a role?
C　How can children do this?
D　Which one is true?

問2　33　Choose the best answer from A～D for blank　②　.
A　found　　　　B　denied　　　　C　doubted　　　　D　promised

問3 [34] According to the passage, why is it easy for children to get to the meaning of a word?

   A   They can avoid worrying about other possible definitions.

   B   They can worry about this issue on a different day.

   C   They see many examples of the same word.

   D   They can ask their parents what the new word means.

問4 [35] What is one problem with the *whole object assumption*?

   A   It doesn't work with other types of animals.

   B   It doesn't work well when the object has a label already.

   C   It only works for English words, not other languages.

   D   It only works for things with a tail.

問5 [36] Choose the best phrase from **A** ～ **D** for blank [③] .

   A   take place earlier than

   B   take place later than

   C   begin at the same time as

   D   finish more slowly than

問6 [37] According to the passage, which of the following statements is **NOT** true?

   A   The *whole object assumption* helps children learn lots of words.

   B   The *whole object assumption* helps children learn words at a fast pace.

   C   Assumptions don't help children learn words from other languages.

   D   Children can make more than one kind of assumption.

Ⅴ 以下のＡ～Ｅの英文は，本来はＡの部分から始まる一つのまとまった文章だが，設問のためにＢ～Ｅは順序がばらばらになっている。Ｂ～Ｅを正しく並べかえたとき， 38 ～ 42 に該当する記号を答えよ。なお，次に続くものがなく，それ自身が文章の最後になる場合には，Ｊをマークせよ。(15点)

38	Ａの次に続くもの
39	Ｂの次に続くもの
40	Ｃの次に続くもの
41	Ｄの次に続くもの
42	Ｅの次に続くもの

A Making a living is something most of us must do. We need money to pay for our living expenses. The two most common ways to earn money are to work for a company or to start a business. Which is better? That depends on your goals and the lifestyle you want to live.

B In the past, many large companies in Japan promised lifetime employment. They also offered many benefits such as additional health care insurance, company apartments and bonuses. However, nowadays many companies no longer guarantee these benefits, so being self-employed can look more attractive for a number of reasons.

C Working for a company is what most people choose because they know exactly how much money they will be earning and believe they can keep their job for a long time. In short, they believe company work gives them a long-term secure income.

D However, you will need enough money to start your business. Monthly income will most likely be unstable. If your business goes bankrupt, you may lose everything. So, self-employed or company work? Which do you prefer? You must decide for yourself which will best suit your needs and lifestyle.

E Being self-employed can have many rewards. You are the boss and owner, so you make all the decisions. The amount of money you make depends on your own efforts and successes. There is no limit to your possible rewards. Your company can get bigger and offer jobs to other people, and you may feel great pride in your work or product.

中山千佐子 他 (2004) *Wise Choices* を参考に作成

化 学

問題

(2科目　90分)

4年度

11月27日試験

　次の $\boxed{\text{I}}$ ～ $\boxed{\text{V}}$ の各設問の解答を，指示に従ってそれぞれの解答群（**A**，**B**，**C**，…）のうちから選んで解答用紙にマークせよ。

　必要があれば，定数および原子量は次の値を用いよ。標準状態は，0℃，1.0×10^5 Pa とする。なお，問題文中の体積の単位記号 L は，リットルを表す。

（定　数）気体定数　　　　$R = 8.3 \times 10^3$ Pa·L/(K·mol)

　　　　　ファラデー定数　$F = 9.65 \times 10^4$ C/mol

　　　　　アボガドロ定数　$N_A = 6.0 \times 10^{23}$/mol

（原子量）	H	1.0	He	4.0	C	12	N	14	O	16	F	19	Ne	20
	Na	23	Mg	24	Al	27	S	32	Cl	35.5	K	39	Ar	40
	Ca	40	Mn	55	Fe	56	Cu	64	Zn	65			Br	80	Ag	108
	I	127	Ba	137	Pb	207								

$\boxed{\text{I}}$　次の**問1**～**問5**に答えよ。（20点）

問1　$\boxed{1}$　金属に関する次の記述 **A**～**E** のうちから，適切なものを**1つ**選べ。

A　歴史上，材料として広く利用された金属は，古い順に，銅，アルミニウム，鉄である。

B　純鉄は非常に硬いが，少量の炭素を混ぜると，比較的柔らかい鋼になる。

C　アルミニウムを，鉱石から製錬する場合も，リサイクルによって再生する場合も，消費するエネルギーの量は同じである。

D　最も多量に使用されている金属はアルミニウムであり，次に多量に使用されているのが鉄である。

E　自然界ではほとんどの金属が，酸素や硫黄などと結びついた化合物として存在している。

問2　$\boxed{2}$　2つの物質がどちらも混合物である組合せを，次の **A**～**E** のうちから**1つ**選べ。

A　水，牛乳

B　水晶，ダイヤモンド

C　一円硬貨，百円硬貨

D　石油，墨汁

E　水素，二酸化炭素

問3　　3　　同素体に関する次の記述 **A～F** のうちから，**誤りを含むもの**を **1つ選べ**。

　A　オゾンと酸素は，互いに同素体である。

　B　炭素の同素体には，電気を通すものがある。

　C　水素 ^{1}H と重水素 ^{2}H は，互いに同素体である。

　D　フラーレンとダイヤモンドは，互いに同素体である。

　E　リンの同素体には，空気中で自然発火するものがある。

　F　硫黄の同素体には，ゴムに似た弾性をもつものがある。

問4　　4　　次の物質 **A～E** のうちから，その電子の総数が一酸化炭素 CO と同じものを **1つ選べ**。

　A　OH$^-$　　　B　Mg^{2+}　　　C　H$_2$O　　　D　LiF　　　E　N$_2$

問5　　5　　次の図は，第 2～3 周期のある範囲の元素について，原子番号とイオン化エネルギー [kJ/mol] の関係を示したものである。図中に示された元素 **ア～ク** に関する下の記述 **A～F** のうちから，**誤りを含むもの**を **1つ選べ**。

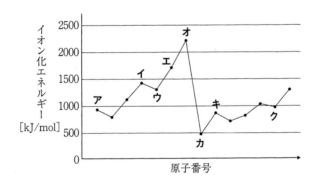

　A　**ア～オ**は，いずれも第 2 周期に属する元素である。

　B　**ア～ク**の中で，**オ**は最も陰イオンになりやすい。

　C　**ウ，エ，カ，キ**の単原子イオンは，すべて同じ電子配置である。

　D　**ウ，エ，カ，キ**の単原子イオンの中で，**ウ**のイオン半径が最も大きい。

　E　**ウ**と**ク**は，同族元素である。

　F　**カ**はアルカリ金属に属し，一価の陽イオンになりやすい。

Ⅱ　次の問1〜問5に答えよ。（20点）

問1　　6　　原子量や物質量に関する次の記述A〜Eのうちから，**誤りを含むもの**を1つ選べ。

A　自然界に存在する多くの元素には，質量の異なる同位体が存在する。

B　原子量は，自然界に存在するすべての同位体の相対質量とその存在比から求められる。

C　分子量は，分子式に含まれる元素の原子量の総和で表される。

D　電子の質量は，原子の質量に比べて非常に小さいので，イオンの質量は，元の原子の質量とほぼ同じと考えてよい。

E　同温・同圧のもとで同じ体積の気体には，気体の種類によらず，同じ数の原子が含まれている。

問2　　7　　ある質量の亜鉛に 0.25 mol/L の塩酸を加えた。加えた塩酸の体積[mL]と発生した気体の標準状態における体積[mL]の関係を調べたところ，次のグラフが得られた。下の図A〜Eのうちから，加えた塩酸の濃度を2倍にしたときのグラフを1つ選べ。

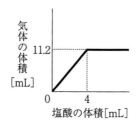

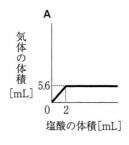

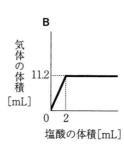

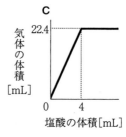

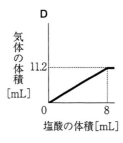

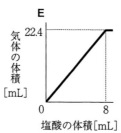

問 3 ┃ 8 ┃ 次の 3 つの水溶液**ア～ウ**を pH の値の大きい順に並べたものを，下の**A～F**のうちから
1 つ選べ。

ア 0.010 mol/L のシュウ酸ナトリウム水溶液

イ 0.010 mol/L の塩化カルシウム水溶液

ウ 0.010 mol/L の硫酸アンモニウム水溶液

A ア＞イ＞ウ **B** ア＞ウ＞イ **C** イ＞ア＞ウ

D イ＞ウ＞ア **E** ウ＞ア＞イ **F** ウ＞イ＞ア

問 4 ┃ 9 ┃ 酢酸とアンモニアの次の反応式において，下線を付けた分子およびイオン**ア～エ**のうち，
どちらもブレンステッド・ローリーの定義による塩基としてはたらくものの組合せを，下の**A～F**のうち
から 1 つ選べ。

$$CH_3COOH \ + \ \underset{\textbf{ア}}{\underline{H_2O}} \ \rightleftharpoons \ CH_3COO^- \ + \ \underset{\textbf{イ}}{\underline{H_3O^+}}$$

$$NH_3 \ + \ \underset{\textbf{ウ}}{\underline{H_2O}} \ \rightleftharpoons \ NH_4^+ \ + \ \underset{\textbf{エ}}{\underline{OH^-}}$$

A アとイ **B** アとウ **C** アとエ **D** イとウ **E** イとエ **F** ウとエ

問 5 ┃ 10 ┃ 次の酸化還元反応**A～E**のうちから，下線部の原子の酸化数の**変化が最も小さいもの**を
1 つ選べ。

A $2\underline{Al} \ + \ Fe_2O_3 \ \longrightarrow \ \underline{Al_2O_3} \ + \ 2Fe$

B $\underline{Zn} \ + \ 2HCl \ \longrightarrow \ \underline{Zn}Cl_2 \ + \ H_2$

C $2\underline{F_2} \ + \ 2H_2O \ \longrightarrow \ 4H\underline{F} \ + \ O_2$

D $3\underline{Cu} \ + \ 8HNO_3 \ \longrightarrow \ 3\underline{Cu}(NO_3)_2 \ + \ 2NO \ + \ 4H_2O$

E $\underline{N_2} \ + \ 3H_2 \ \longrightarrow \ 2\underline{N}H_3$

Ⅲ 次の**問1～問5**に答えよ。（20点）

問1 　11　 貴ガス（希ガス）に関する次の記述**A～E**のうちから，**誤りを含むもの**を**1つ**選べ。

  A 単体は，単原子分子として存在する。

  B すべての貴ガス原子の価電子の数は，0である。

  C 単体の沸点は，原子番号の増加とともに高くなる。

  D すべての貴ガスの中で，ヘリウムは空気中に最も多く含まれ，風船や飛行船に用いられる。

  E ネオンは，最外殻に8個の電子をもち，ネオンサインに用いられる。

問2 　12　 次の図の装置を用いて塩化ナトリウムに濃硫酸を加えて加熱し，気体を発生させた。この実験に関する下の記述**A～E**のうちから，適切なものを**1つ**選べ。

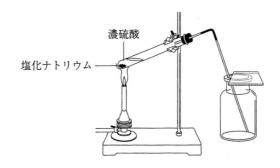

  A 集気びんに集められた気体は，刺激臭をもち黄緑色である。

  B 湿らせたヨウ素デンプン紙を集気びんに入れると，紙は青紫色になった。

  C 湿らせた赤色リトマス紙を集気びんに入れると，紙は青色になった。

  D 捕集した気体をヨウ化カリウム水溶液に吹き込むと，褐色の溶液になった。

  E 塩化ナトリウムの代わりに塩化カリウムを用いても，同じ気体が発生した。

問3 　13　 マグネシウムまたはカルシウムに関する次の記述**A～E**のうちから，カルシウムにのみ当てはまるものを**1つ**選べ。

  A 二価の陽イオンになる。

  B 炎色反応を示さない。

  C 金属結合を形成する。

  D 単体は，常温で水と反応する。

  E 炭酸塩は，水に溶けにくい。

問4　　14　　銀イオン，アルミニウムイオン，銅（Ⅱ）イオンを含む硝酸酸性水溶液から，次の図のように各イオンを分離した。この実験に関する下の記述A～Eのうちから，**誤りを含むもの**を1つ選べ。

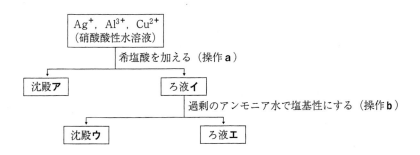

A　沈殿アに過剰のアンモニア水を加えると，溶解する。

B　ろ液イとろ液エは，いずれも無色である。

C　沈殿ウに過剰の水酸化ナトリウム水溶液を加えると，溶解する。

D　操作aにおいて，希塩酸の代わりに硫化水素水を加えると，2種類のイオンが沈殿する。

E　操作bにおいて，アンモニア水の代わりに水酸化ナトリウム水溶液を過剰に加えると，異なるイオンが沈殿する。

問5　　15　　亜鉛，スズ，鉛に関する次の記述A～Eのうちから，適切なものを1つ選べ。

A　いずれもアルミニウムと同様，両性金属である。

B　いずれも14族に属する同族元素で，典型元素である。

C　トタンにはスズ，ブリキには亜鉛がさび防止として用いられる。

D　塩化スズ（Ⅱ）は水によく溶け，酸化剤としてはたらく。

E　鉛蓄電池は正極に酸化鉛（Ⅳ），負極に鉛を用いた一次電池である。

Ⅳ 次の問1～問5に答えよ。（20点）

問1 ［ 16 ］ 分子間力に関する次の記述A～Eのうちから，**誤りを含むもの**を1つ選べ。

A 分子結晶の分子間力は，イオン結合や共有結合に比べて弱い。

B SiH_4 は，CH_4 よりもファンデルワールス力が大きい。

C PH_3 は，NH_3 よりも沸点が高い。

D 氷の結晶中で1個の H_2O 分子は，4個の H_2O 分子と水素結合し，すき間の多い立体構造をとっている。

E 分子量が同程度の F_2 と HCl を比べると，HCl のほうが沸点が高いのは，分子間に静電気力がはたらくためである。

問2 ［ 17 ］ 次の図は，分子結晶をつくる物質1molを一定圧力下で加熱したときの，加えた熱量[J]と温度[℃]の関係を示したものである。下の記述A～Eのうちから，**誤りを含むもの**を1つ選べ。

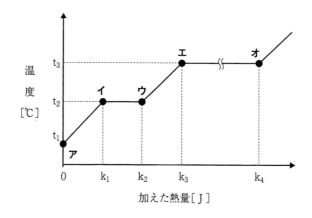

A ア～イ間では固体，ウ～エ間では液体として存在している。

B この物質の融解熱は，$(k_2 - k_1)$ [J/mol]で表される。

C この物質の蒸発熱は，$(k_4 - k_3)$ [J/mol]で表される。

D この物質1molの固体の温度を1℃上昇させるためには，$(t_2 - t_1)/k_1$ [J]の熱量が必要である。

E エ～オ間では液体の分子が，分子間力にうちかって，気体になるために熱が使われる。

問3　| 18 |　次の図は，ジエチルエーテル，エタノール，水のそれぞれの蒸気圧曲線を示している。これに関する下の記述**A～E**のうちから，**誤りを含むもの**を**1つ**選べ。

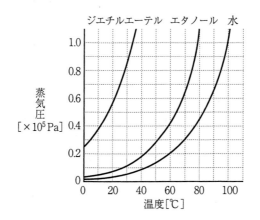

A　3つの物質の中で分子間力が最も弱いのは，ジエチルエーテルである。

B　水を密閉容器に入れ，$0.20 \times 10^5 \, Pa$ にすると，60℃で沸騰する。

C　エタノールを密閉容器に入れ，60℃，$0.30 \times 10^5 \, Pa$ にすると，すべて気体になる。

D　3つの物質の中で20℃での蒸気圧が最も高いのは，ジエチルエーテルである。

E　外気圧が $0.40 \times 10^5 \, Pa$ のとき，70℃では3つの物質の中でジエチルエーテルのみが気体として存在する。

問4　| 19 |　次の図は，炭化水素**ア**を完全燃焼させたときの，**ア**の質量と発熱量の関係を示したものである。**ア**の燃焼熱が 2219 kJ/mol であるとき，**ア**の化学式として適切なものを，下の**A～E**のうちから**1つ**選べ。

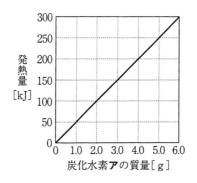

A　CH_4　　　**B**　C_2H_4　　　**C**　C_2H_6　　　**D**　C_3H_6　　　**E**　C_3H_8

問5　20　次の図のように電極ア〜エを用いて電気分解を行ったところ，電極アで5.4 g の銀が生

成した。この電気分解に関する下の記述A〜Eのうちから，適切なものを1つ選べ。

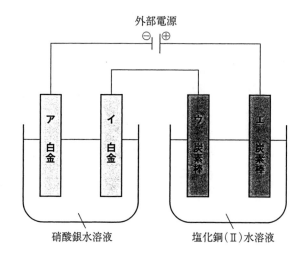

A　電極イで発生した気体は，標準状態で 1.12 L であった。

B　電極イ付近の溶液の pH の値は，小さくなった。

C　電極ウでは，電極アと同じ物質量の金属が析出した。

D　電極エでは，酸素が発生した。

E　硝酸銀水溶液の濃度は，一定で変化しなかった。

Ⅴ　次の**問1**～**問5**に答えよ。(20点)

問1　　21　　次の実験①～④から確認できる試料中に含まれる元素の組合せとして適切なものを，下のＡ～Ｈのうちから**1つ**選べ。

実験①　試料に固体の水酸化ナトリウムを加えて加熱し，生じた気体に濃塩酸をつけたガラス棒を近づけると，白煙が生じた。

実験②　試料を酸化銅（Ⅱ）とともに試験管内で加熱し，生じた気体を石灰水に通じると，石灰水が白く濁った。

実験③　試料を固体の水酸化ナトリウムとともに融解し，その後，水に溶かしてから酢酸で酸性にし，酢酸鉛（Ⅱ）水溶液を加えると，水溶液が黒色となった。

実験④　試料を酸化銅（Ⅱ）とともに加熱すると，試験管内に液滴が生じた。これに触れた硫酸銅（Ⅱ）無水物の色が，白色から青色に変化した。

	①	②	③	④
A	S	N	H	C
B	S	H	C	N
C	C	S	N	H
D	C	N	H	S
E	H	C	S	N
F	H	S	N	C
G	N	C	S	H
H	N	H	C	S

問2　　22　　カルボニル化合物とカルボン酸に関する次の記述Ａ～Ｅのうちから，適切なものを**1つ**選べ。

Ａ　ギ酸にヨウ素と水酸化ナトリウム水溶液を加えて加熱すると，黄色沈殿を生じる。

Ｂ　アセトアルデヒドに炭酸水素ナトリウム水溶液を加えると，二酸化炭素が発生する。

Ｃ　酢酸は，アセトアルデヒドの加水分解によって得られる。

Ｄ　ギ酸にアンモニア性硝酸銀水溶液を加えると，銀が析出する。

Ｅ　無水酢酸は，水と任意の割合で混じり合う。

問3 | 23 |　ある有機化合物1molを完全燃焼させたところ，3molの酸素が消費され，2molの二酸化炭素と，3molの水のみを生じた。この有機化合物の分子量として適切なものを，次の数値 **A**〜**E** のうちから**1つ**選べ。

　　A 46　　　**B** 60　　　**C** 74　　　**D** 88　　　**E** 102

問4 | 24 |　次の図は，有機化合物の元素分析装置を表している。図中の物質**ア**〜**ウ**のはたらきの組合せとして適切なものを，下の **A**〜**F** のうちから**1つ**選べ。

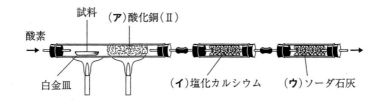

	ア	イ	ウ
A	試料の不純物を除く	二酸化炭素の吸収	水分の吸収
B	試料の不純物を除く	水分の吸収	二酸化炭素の吸収
C	試料の酸化を防ぐ	二酸化炭素の吸収	水分の吸収
D	試料の酸化を防ぐ	水分の吸収	二酸化炭素の吸収
E	試料を完全燃焼させる	二酸化炭素の吸収	水分の吸収
F	試料を完全燃焼させる	水分の吸収	二酸化炭素の吸収

問5 | 25 |　ベンゼンに関する次の記述 **A**〜**E** のうちから，**誤りを含むもの**を**1つ**選べ。

　A 常温で水に溶けにくい液体であり，特有のにおいをもつ。

　B 揮発性があり，引火しやすい。

　C 置換反応よりも，付加反応をおこしやすい。

　D 分子中の水素原子2個をメチル基で置換した化合物には，メチル基が結合する位置によって3種類の異性体が存在する。

　E 濃硫酸と濃硝酸の混合物を作用させると，淡黄色の液体物質が生成する。

英　語

解答　　　　　　　　　　4年度

推　薦

Ⅰ

〔解答〕

問1　1　D　　2　B　　3　A　　4　D
問2　5　A　　6　C　　7　C　　8　D

〔出題者が求めたポイント〕

問1

1　glove[ʌ] / onion[ʌ] / oven[ʌ] / improve[uː]
2　ease[z] / loose[s] / pose[z] / phrase[z]
3　argue[g] / digest[dʒ] / gesture[dʒ] / gene [dʒ]
4　cinema[i] / minister[i] / decision[i] / minor [ai]

問2

5　súr-face / per-cént / per-háps / su-pérb
6　me-chán-ic / ef-fí-cient / ín-di-cate / in-créas-ing
7　re-púb-lic / tre-mén-dous / ín-flu-ence / Pa-cíf-ic
8　ás-pect / wís-dom / wór-ship / ex-pánd

Ⅱ

〔解答〕

問1　9　D　　10　A　　11　A　　12　B
　　　13　B　　14　B　　15　D　　16　B
問2　17　G　　18　D　　19　E　　20　G
　　　21　A　　22　F　　23　C　　24　F

〔出題者が求めたポイント〕

問1

［9］　when ～という「過去の一時点」までの継続なので、had been Ving の過去完了進行形になる。

［10］　相手の言うことに対して、「そうなの？」と返す場合、その発言を疑問文にした場合の冒頭部分になる。この問題では、疑問文は Did you (have terrible weather during your holidays)？となる。

［11］　it is ～ to V の形式主語構文。requirement は required なら可。

［12］　wicked「邪悪な」。qualified「有資格の、正規の」。peculiar「奇妙な」。awful「恐ろしい」。

［13］　mainly because ～「主に～の理由で」。partly because ～なら「ひとつには～の理由で」。

［14］　never「決して～ない」。often「しばしば」。seldom「めったに～ない」。namely「すなわち」。

［15］　主格関係代名詞 that の述語動詞。現在のことを述べているので、creates が正解。

［16］　it is ～ to V の形式主語構文。～の部分には副詞はこない。vital「極めて重要な」が正解。

問2

〔正解の英文〕

⑴　Even if some people are against you, (do not hesitate to do what you think is right).

⑵　I didn't mention anything about the dam project but (he spoke as if he knew all about it).

⑶　I think that one of the greatest inventions in human history is the invention of the wheel since (it made it easier to move heavy things over a long distance).

⑷　I read in a magazine that sleeping at least 8 hours at night (will keep you from losing concentration during class).

〔問題文訳〕

問1

［9］　2時間テニスをしていたら、雨が降ってきた。

［10］　ピーター：休暇中はひどい天気だったよ。
　　　　スティーブ：そうなの？　残念だったね。

［11］　レンタカーを申し込むとき、身分証明書を2種類提出する必要があります。

［12］　最高ランクのセラピストになるには、まず有資格医師になる必要があります。

［13］～［16］
世界が暑くなってきているのは、人類がエネルギーを作るために石炭や石油、天然ガスなどの化石燃料を燃やしていることが主な原因である。これらの燃料は、気候危機を悪化させるような公害を発生させる。こうした種類の汚染は、しばしば温室効果の主要な原因のひとつと考えられている。汚染を除去する量の方が発生する量よりも多い国や企業は、「カーボンニュートラル」と呼ばれる。カーボンニュートラルになるためには、環境を汚染するようなやり方でエネルギーを作るのをやめ、代わりに太陽や風、水など、より再生可能な資源を利用することが重要である。

Ⅲ

〔解答〕

25　C　　26　D　　27　A　　28　C　　29　B
30　A　　31　D

〔出題者が求めたポイント〕

選択肢訳

［25］　A：はい、こちらです。
　　　　B：やっとここで見つけた。
　　　　C：レシートがなくても交換は可能ですか？
　　　　D：この場合、お店の方針はどうなっていますか？

［26］　A：いつ着用されましたか？
　　　　B：交換用のお洋服をご用意しております。
　　　　C：今から新しいのをお持ちします。
　　　　D：申し訳ございませんが、そのサイズはもうございません。

［27］　A：在庫が増えるまで待つ
　　　　B：別のものを購入する

C：代替手段がない

D：準備ができたら教えてください

[28] A：こちらが電話番号です。

B：本当にありがとうございます。

C：2、3 週間はかかると思います。

D：明日には届きます。

[29] A：どこに書けばいいですか？

B：自宅の番号ですか、それとも会社のですか？

C：何時に電話すればいいですか？

D：私はメールのチェックは全くしません。

[30] A：結構です

B：オンになっている

C：正しく聞こえる

D：ある日

[31] A：さもなければ

B：〜なしで

C：〜でない限り

D：〜を除いて

〔全訳〕

ひとりの女性がデパートにいる。

販売員：こんにちは、どのようなご用件ですか？

ヒサコ：こんにちは、2 週間前にこの服を買ったのですが、先日、着る前にこの穴を見つけたのです。

販売員：そうですか。レシートはお持ちですか？

ヒサコ：家中、カバンの中、あらゆる場所を探したのですが、ないのです。[25]レシートがなくても交換は可能ですか？

販売員：はい、お買い上げの際に商品が損傷していた場合は可能です。

ヒサコ：見てください、タグがついたままです。全然着ていないのです。

販売員：分かりました。確認させてください。[26]申し訳ございませんが、そのサイズはもうございません。

ヒサコ：それは困りましたね。この服は本当に素敵なのです。すぐ入荷しますか？

販売員：予定はございません。今ならクーポンを差し上げます。他のものを選んでいただいてもいいですし、[27]在庫が増えるまでお持ちいただいても結構です。もっと入荷したら電話しますよ。[28]2、3 週間はかかると思います。それでよろしいでしょうか？

ヒサコ：結構です。

販売員：レシートをお持ちでないようですので、詳細をお伺いする必要があります。

ヒサコ：もちろんです、問題ありません。

販売員：この用紙にお名前、電話番号、Eメールアドレスを書いていただけますか？

ヒサコ：[29]自宅の番号ですか、それとも会社のですか？

販売員：どちらでも結構です。日中ご連絡できるところならどこでも[30]結構です。

ヒサコ：分かりました。携帯電話の番号を書いておきま

すね。

販売員：ありがとうございます。こちらがクーポン券です。食べ物、飲み物、セール品[31]を除いて店内のほとんどのものにお使いいただけます。

Ⅳ

〔解答〕

問 1　32　C　　問 2　33　A　　問 3　34　A

問 4　35　B　　問 5　36　A　　問 6　37　C

〔出題者が求めたポイント〕

問 1 [32]　選択肢訳

A　なぜその過程はこんなにひどいのか。

B　教師たちに役割はあるのか。

C　なぜ子供たちはこんなことができるのか。

D　どちらが正しいのか。

問 2 [33]　選択肢訳

A　発見した

B　否定した

C　疑った

D　約束した

問 3 [34]　「この文章によると、なぜ子供たちは簡単に言葉の意味にたどりつけるのか」

A　彼らは、他の可能性のある定義を気にする必要がない。

B　彼らは、この問題について別の日に心配することができる。

C　彼らは、同じ単語の多くの使用例を見る。

D　彼らは、親に新しい単語の意味を尋ねることができる。

問 4 [35]　「『事物全体仮定』のひとつの問題点は何か」

A　他の種類の動物ではうまくいかない。

B　対象物がすでにラベルを持っている場合はうまくいかない。

C　英単語にのみ有効で、他の言語には使えない。

D　しっぽのあるものにしか使えない。

問 5 [36] 選択肢訳

A　よりも早くに生じる

B　よりも後に生じる

C　と同時に始まる

D　よりもゆっくり終了する

問 6 [37]　「次の記述のうち、正しくないものはどれか」

A　「事物全体仮定」は、子供がたくさんの単語を学ぶのに役立つ。

B　「事物全体仮定」は、子供が速いペースで単語を学ぶのに役立つ。

C　仮定は子供が他の言語の単語を学ぶのには役立たない。

D　子供は一種類以上の仮定をすることができる。

〔全訳〕

　自分が 2、3 歳の頃、母国語の単語をどのように習得したかを覚えている人は多くないだろう。もちろん、多くの単語は学校に行き始めてから覚える。しかし、研究

によると、2歳児は膨大な数の単語を速いスピードで覚えることが分かっている。①なぜ子供たちはこんなことができるのか。1980年代、研究者たちは、幼児には新しい言葉の意味を知るのに役立つ、生まれながらにして持つ一連の「仮定」があることを②発見した。この仮定が、学校に行く前から言葉を覚えるのに役立っているのだ。

　子供たちが抱く仮定のひとつは、とても基本的なものだ。研究者はこれを「事物全体仮定」と呼んでいる。誰かがある物に名前をつけたとき、子供はその物の部分や他の特徴ではなく、全体を指していると考える。例えば、親が犬を指差して「犬！」と言ったとする。この場合、子供は「犬」という新しい単語が犬そのものを指していると考えるのだ。彼らは、それが犬の色や毛並み、部位などに当てはまるとは考えない。こう仮定することで、子供たちは簡単に新しい言葉の意味にたどりつけるのだ。

　もちろん、この基本的な仮定には限界がある。例えば、子供がすでに「犬」の意味を覚えた状況を考えてみよう。数日後、親が同じ犬を指差して、「しっぽ！」と言ったとする。これは、子供は混乱させないだろうか。ここで子供は、「相互排他性仮定」という別の仮定をする。子供はすでに「犬」という言葉を知っているので、「しっぽ」は犬の別の特徴を指しているのだと仮定するのだ。このように仮定することで、子供はやがて「かわいい」「大きい」など、犬の別の特徴を表す言葉を知ることができる。

　ある言語で新しい単語について学ぶには、学習者は2つのことをする必要がある。ひとつは、その単語の意味を理解すること。もうひとつは、その単語が持ち得る別の意味を否定することだ。研究は、この2つの過程を支援するために、幼い子供はある種の仮定ができることを示唆する。このような理由で、語彙を学習する過程は、学校での指導が始まる③よりも早くに生じることが可能なのだ。

Ⅴ
〔解答〕
38　C　　39　E　　40　B　　41　J　　42　D
〔出題者が求めたポイント〕
各段落の冒頭と指示語に注目して、A→C→B→E→Dの順を見つける。
〔全訳〕
A　生計を立てることは、私たち大部分がやらねばならないことである。生活費の支払いにはお金が必要だ。お金を稼ぐ最も一般的な二つの方法は、会社で働くか、ビジネスを始めるかだ。どちらが良いのか？　それは、あなたの目標や生き方による。
C　たいていの人が会社で働くことを選ぶのは、自分がどれくらいの収入を得られるのかがはっきり分かり、長く仕事を続けられると考えるからだ。つまり、会社勤めは長期的に安定した収入が得られると考えられているのだ。
B　かつて日本では、多くの大企業が終身雇用を約束していた。また、健康保険や社宅、ボーナスなど、多く

の福利厚生も提供されていた。しかし、今日では多くの企業がもはやこうした福利厚生を保証していないので、さまざまな理由で自営業のほうが魅力的に見えることがある。
E　自営業には多くの報酬がある。あなたがボスでオーナーだから、すべての決断を下すのはあなただ。儲かるかどうかは、自分の努力と成功次第である。報酬の可能性に限界はない。自分の会社が大きくなることも、他人に仕事を提供することも可能であるし、自分の仕事や製品に大きな誇りを感じることもできる。
D　しかし、ビジネスを始めるには十分な資金が必要である。月々の収入は不安定になる可能性が高い。もしも倒産したら、すべてを失うかもしれない。自営業か会社勤めか？　あなたはどちらを好むのか？　どちらが自分のニーズとライフスタイルによく合うのか、自分で決めなければならない。

化　学

解答　　4年度

Ⅰ

〔解答〕

問1 [1]　E
問2 [2]　D
問3 [3]　C
問4 [4]　E
問5 [5]　B

〔出題者が求めたポイント〕

金属の利用と歴史，混合物と純物質，同素体と同位体，電子の数，イオン化エネルギー

〔解答のプロセス〕

問1 A(誤)　銅，アルミニウム，鉄━→銅，鉄，アルミニウム　現在，広く使われているアルミニウムの利用はほかの金属より遅く，電気分解の技術が発達してから，鉱石から取り出せるようになった。

B(誤)　純鉄は比較的軟らかいが，これに少量の炭素を混ぜると，硬さや強さが増して鋼となる。

C(誤)　アルミニウムは電気の缶詰といわれるほど，製造するときに多くの電気エネルギーを必要とする。一方，融かして再生アルミニウムをつくる際は，ボーキサイトから製錬するときの約3%のエネルギーで済む。

D(誤)　鉄━→アルミニウムの順に使用されている。

問2 何種類かの物質が混ざっている物質を混合物といい，ほかの物質が混ざっていない物質を純物質という。純物質のうち，1種類の元素から構成されている物質を単体，2種類以上の元素からできている物質を化合物という。

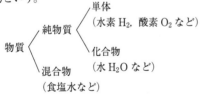

墨汁は，炭素やニカワを主成分とする混合物である。

問3 C(誤)　同素体━→同位体 原子番号が同じでも，中性子の数が異なるため質量数の異なる原子を互いに同位体という。

E(正)　黄リンは自然発火をするため水中に保存する。

問4 CO の電子の数は $6+8=14$ である。OH^- は $8+1+1=10$，Mg^{2+} は $12-2=10$，H_2O は $2\times2+8=10$，LiF は $3+9=12$，N_2 は $7\times2=14$

問5 原子から最外殻電子1個を取り去って，1価の陽イオンにするのに必要なエネルギーをイオン化エネルギーという。一般に，イオン化エネルギーが小さい原子ほど陽イオンになりやすい。よって，イオン化エネ

ルギーは周期表上の右上にいく程大きくなる。よって，オが Ne であり，アは Be，カは Na である。

B(誤)　オは Ne であり，陽イオンにも陰イオンにもなりにくい。

D(正)　同じ電子配置をもつイオンで比べると，原子番号が大きくなるほどイオン半径は小さくなる。これは原子番号が大きくなるにつれて，原子核中の陽子の数が増加し，電子が静電気的な引力によって原子核に強く引きつけられるためである。よって，ウのイオン半径が最も大きい。

E(正)　ウは O，クは S である。

Ⅱ

〔解答〕

問1 [6]　E
問2 [7]　B
問3 [8]　A
問4 [9]　C
問5 [10]　C

〔出題者が求めたポイント〕

原子量・分子量，化学反応式と量的関係，塩の水溶液，酸・塩基の定義，酸化数

〔解答のプロセス〕

問1 D(正)　陽子や中性子の質量を1とすると電子の質量は約1840分の1である。

E(誤)原子━→分子　アボガドロの法則は，同温・同圧・同体積の気体は，気体の種類によらず同数の分子を含むというものである。化学式が異なれば原子の数は異なる。

問2 4mL の塩酸を加えた際にすべての亜鉛と過不足なく反応して水素が発生している。加える塩酸の濃度を2倍にすると亜鉛の物質量は変わらないため，過不足なく反応するために必要な塩酸の量は半分の2mLになる。また，亜鉛，塩化水素の物質量も変わらないため発生する水素の物質量も変わらない。よって，水素の体積も変わらない。

問3 シュウ酸ナトリウム水溶液は弱酸と強塩基からなる正塩の水溶液なので弱塩基性の水溶液である。塩化カルシウム水溶液は強酸と強塩基からなる正塩の水溶液なので中性の水溶液である。硫酸アンモニウムは，強酸と弱塩基からなる正塩の水溶液なので弱酸性の水溶液である。

問4 ブレンステッドとローリーによる酸・塩基の定義では，酸は H^+ を与える分子・イオンで，塩基は，H^+ を受け取る分子・イオンである。

ア　右向きの反応を考えると H_2O は H_3O^+ になっているので，H_2O は H^+ を受け取っている。よって塩基である。

イ　左向きの反応を考えると H_3O^+ は H_2O になっているので，H_3O^+ は H^+ を与えている。よって酸である。

ウ　右向きの反応を考えると H_2O は OH^- になっているので，H_2O は H^+ を与えている。よって酸である。

エ　左向きの反応を考えると OH^- は H_2O になっているので，OH^- は H^+ を受け取っている。よって塩基である。

問5　$A0 \longrightarrow +3$，$B0 \longrightarrow +2$，$C0 \longrightarrow -1$，$D0 \longrightarrow +2$，$E0 \longrightarrow +3$

Ⅲ
〔解答〕

問1　|11|　D
問2　|12|　E
問3　|13|　D
問4　|14|　B
問5　|15|　A

〔出題者が求めたポイント〕

周期表，気体の性質，2族の性質，金属イオンの系統分離，両性金属

〔解答のプロセス〕

問1 C（正）　原子番号の増加にともないファンデルワールス力が大きくなるため沸点は高くなる。

D（誤）　空気中の存在割合で一番大きい貴ガスはアルゴンである。

問2　反応式は：$NaCl + H_2SO_4 \longrightarrow NaHSO_4 + HCl$

A，B（誤）　Cl_2 の性質である。

C（誤）　塩化水素が水に溶けた塩酸は酸性なので青色リトマス紙が赤色に変化する。

D（誤）　酸化剤を加えるとヨウ素が生成し，褐色の溶液になるが，HCl は還元剤である。

E（正）　この反応は揮発性の酸の塩に不揮発性の酸を加えた反応である。KCl も揮発性の酸の塩であるので，同様の反応が起こり，HCl が発生する。

問3

	硫酸塩	炭酸塩	炎色反応	水との反応性
マグネシウム	水に溶ける	水に不溶	示さない	熱水と反応する
カルシウム	水に不溶	水に不溶	示す	常温の水と激しく反応する

問4　金属イオンを含む水溶液に，塩基の水溶液を加えると，アルカリ金属，アルカリ土類金属以外のイオンは水酸化物（Ag^+ を含む水溶液では酸化物）の沈殿を生じる。しかし，$Zn(OH)_2$，$Cu(OH)_2$ および Ag_2O は過剰のアンモニア水に溶ける。

よって，沈殿ア：AgCl，沈殿ウ：$Al(OH)_3$，ろ液エ：$[Cu(NH_3)_4]^{2+}$

B（誤）　ろ液エ（$[Cu(NH_3)_4]^{2+}$）の色は深青色である。

C，E（正）　両性水酸化物は，過剰の NaOH 水溶液に溶ける。

D（正）　酸性水溶液中で硫化水素を加えると Ag_2S と CuS の沈殿を生じる。

問5 A（正）　Al，Zn，Sn，Pb が両性金属である。

B（誤）　14族は Sn と Pb のみが属する。

C（誤）　Fe の表面を，Sn でめっきしたものをブリキといい，Zn でめっきしたものをトタンという。

D（誤）　酸化剤 $\longrightarrow$ 還元剤

E（誤）　一次電池 $\longrightarrow$ 二次電池　鉛蓄電池は代表的な二次電池で，自動車などに用いられる。

Ⅳ
〔解答〕

問1　|16|　C
問2　|17|　D
問3　|18|　E
問4　|19|　E
問5　|20|　B

〔出題者が求めたポイント〕

化学結合・分子間力，状態変化とエネルギー，蒸気圧曲線，燃焼熱，電気分解

〔解答のプロセス〕

問1 A（正）　分子間力よりも化学結合のほうが大きな力である。

B（正）　ファンデルワールス力は分子量に比例するので，SiH_4 のほうが CH_4 よりも大きくなる。

C（誤）　NH_3 は水素結合を形成するため PH_3 よりも沸点は高くなる。

D（正）　氷の結晶は，1個の水分子に対して4個の水分子が正四面体の頂点方向から水素結合で結合しており，すき間の多い結晶構造をとる。

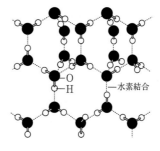

E（正）　極性分子である HCl には，分子間に静電気的な引力がはたらく。

問2 D（誤）　図では，k_1 の熱量を加えると，(t_2-t_1)〔℃〕の温度が上昇しているので1℃上昇するのに必要な熱量は，$k_1/(t_2-t_1)$ となる。

問3 A（正）　1.0×10^5 Pa で蒸気圧曲線とぶつかる温度（沸点）を確認するとジエチルエーテルが一番低い。よってジエチルエーテルの分子間力が一番弱い。

C（正）　状態図を考えると蒸気圧曲線の下側は気体である。

E（誤）　$0.4 \times 10^5 Pa$ で蒸気圧曲線とぶつかる温度（沸点）は，ジエチルエーテルは約 10℃，エタノールは約 60℃，水は約 78℃。よって水以外は気体で存在する。

問4　グラフより 2.0 g で 100 kJ の発熱があることがわかる。炭化水素アの分子量を M とおくと次の関係式が成り立つ。

$$\frac{2.0}{M} \times 2219 = 100$$

$$M = 44.38$$

よって，E が適する。

問5　各電極で起こる反応は次の通り。

電極ア：$Ag^+ + e^- \longrightarrow Ag$

電極イ：$2H_2O \longrightarrow O_2 + 4H^+ + 4e^-$

電極ウ：$Cu^{2+} + 2e^- \longrightarrow Cu$

電極エ：$2Cl^- \longrightarrow Cl_2 + 2e^-$

電極アで 5.4 g（0.050 mol）の銀が析出しているので，電気分解で移動する e^- は 0.050 mol である。

A（誤）　$1.12 L \longrightarrow 0.28 L$　$0.050 \times \frac{1}{4} \times 22.4 = 0.28 L$

B（正）　電極イでは H^+ が生成するため pH は小さくなる。

E（誤）　Ag^+ が消費されるので濃度は小さくなる。

V

〔解答〕

問1	21	G
問2	22	D
問3	23	A
問4	24	F
問5	25	C

〔出題者が求めたポイント〕

成分元素の確認方法，有機化合物の性質，有機化合物の燃焼，元素分析，ベンゼンの性質

〔解答のプロセス〕

問1

元素	操作	生成物	確認方法
炭素 C	完全燃焼させる。	二酸化炭素 CO_2	発生した気体を石灰水に通じると白濁する。
水素 H	完全燃焼させる。	水 H_2O	生じた液体は白色の硫酸銅(II)無水塩を青く変える。または塩化コバルト紙を淡赤色に変える。
窒素 N	NaOH を加えて加熱する。	アンモニア NH_3	湿らせた赤色リトマス紙を近づけると青変。または濃塩酸と接触させると白煙が発生。
塩素 Cl	焼いた銅線につけて加熱する。	塩化銅(II) $CuCl_2$	青緑色の炎色反応が見られる。
硫黄 S	ナトリウムを加えて加熱・融解する。	硫化ナトリウム Na_2S	生成物を水に溶かして酢酸鉛(II)水溶液を加えると黒色沈殿を生じる。

問2　A（誤）　ヨードホルム反応の操作である。ヨードホルム反応は，CH_3CO-R の構造をもつケトンやアルデヒド，$CH_3CH(OH)-R$ の構造をもつアルコールでみられる（R は H または炭化水素基）。

B（誤）　アセトアルデヒドは酸ではないため弱酸の遊離反応は起こらない。

C（誤）　加水分解 $\longrightarrow$ 酸化

D（正）　ギ酸はアルデヒド基とカルボキシ基をもつため還元性がある。よって銀鏡反応を示す。

E（誤）　無水酢酸は水には溶けにくいが，水と徐々に反応して酢酸に戻る。

問3　完全燃焼した有機化合物を $C_x H_y O_z$ とおく。化学反応式は，

$$C_x H_y O_z + \left(x + \frac{y}{4} - \frac{z}{2}\right)O_2 \longrightarrow xCO_2 + \frac{y}{2}H_2O$$

$x = 2$, $\frac{y}{2} = 3$, $x + \frac{y}{4} - \frac{z}{2} = 3$ より，

$x = 2$, $y = 6$, $z = 1$

よって分子式は C_2H_6O で分子量は 46

問4　酸化銅(II)は，試料を完全燃焼させるための酸化剤である。塩化カルシウムで H_2O を，ソーダ石灰で CO_2 を吸収する。ソーダ石灰は H_2O と CO_2 の両方を吸収するので，先に塩化カルシウムをもってきて H_2O だけを吸収させる。

問5　C（誤）　ベンゼンには C＝C 結合が存在するが，アルケンとは異なり，付加反応はほとんど進行せずに置換反応が進行する。

D（正）　次の3種類の異性体が存在する。

o-キシレン　　m-キシレン　　p-キシレン

2021.11.27 神戸学院大学

「英語・化学」解答用紙

対象学部・学科

学部	学科
薬学部	薬学科

フリガナ

氏名

受験番号欄

（受験番号を記入し、その下のマーク欄にマークしてください）

百万位	十万位	万位	千位	百位	十位	一位

欠席者マーク ○ ← 監督者記入

(5150)

英語 基礎的な適性調査（に関する内容）

解答番号	解答欄
1	
2	
3	
4	
5	
6	
7	
8	
9	
10	
11	
12	
13	
14	
15	

解答番号	解答欄
16	
17	
18	
19	
20	
21	
22	
23	
24	
25	
26	
27	
28	
29	
30	

解答番号	解答欄
31	
32	
33	
34	
35	
36	
37	
38	
39	
40	
41	
42	

化学 基礎的な適性調査（に関する内容）

解答番号	解答欄
1	
2	
3	
4	
5	
6	
7	
8	
9	
10	
11	
12	
13	

解答番号	解答欄
14	
15	
16	
17	
18	
19	
20	
21	
22	
23	
24	
25	

この解答用紙は124%に拡大すると、ほぼ実物大になります。

令和3年度

問　題　と　解　答

英　語

問題
（2科目　90分）

11月28日試験

3年度

Ⅰ　各問に答えよ。（16点）

問1　　1　～　4　において，下線部の発音が他と**異なるもの**を，それぞれの**A～D**のうちから
1つ選べ。

| 1 | **A** deceive | **B** receive | **C** neighbor | **D** perceive |

| 2 | **A** allow | **B** drown | **C** owl | **D** bowl |

| 3 | **A** though | **B** breath | **C** thorough | **D** theater |

| 4 | **A** canal | **B** black | **C** Canada | **D** pad |

問2　　5　～　8　において，最も強く読む音節の位置が他と**異なるもの**を，それぞれの**A～D**の
うちから**1つ**選べ。

| 5 | **A** be-tween | **B** be-hind | **C** oc-cur | **D** com-ment |

| 6 | **A** mis-chief | **B** su-perb | **C** de-cline | **D** pro-pose |

| 7 | **A** in-ter-val | **B** his-tor-ic | **C** fa-mil-iar | **D** so-lu-tion |

| 8 | **A** ex-cel-lent | **B** fa-vor-ite | **C** cal-en-dar | **D** con-sist-ent |

Ⅱ　各問に答えよ。(32点)

問1　⬚9⬚ ～ ⬚16⬚ において，空所を満たすのに最も適切なものを，それぞれの**A**～**D**のうちから
1つ選べ。

⬚9⬚　I have to work hard to ⬚⬚⬚ the time I wasted yesterday.

  A　run out of   **B**　take care of

  C　make up for   **D**　catch up in

⬚10⬚　He was ⬚⬚⬚ up by his grandparents because his parents died when he was very young.

  A　grown   **B**　taken   **C**　brought   **D**　told

⬚11⬚　Can you see the big pipeline which ⬚⬚⬚ our town with gas?

  A　gives   **B**　brings   **C**　carries   **D**　supplies

⬚12⬚　If you had phoned him about this matter, you would have ⬚⬚⬚ me a lot of trouble.

  A　saved   **B**　helped   **C**　rid   **D**　run

⬚13⬚　We had two guests yesterday.　One was an American and ⬚⬚⬚ was a Japanese.

  A　all other   **B**　the other   **C**　other   **D**　the another

⬚14⬚　⬚⬚⬚ of people in this town is three times as large as that of the neighboring town.

  A　Many numbers   **B**　The number   **C**　A number   **D**　Numbers

⬚15⬚　I like this coat.　May I ⬚⬚⬚ ?　Where are the fitting rooms?

  A　wear it out   **B**　put it up   **C**　try it on   **D**　fit it on

⬚16⬚　All the children in the family will ⬚⬚⬚ for Christmas this year.

  A　set   **B**　gather   **C**　form   **D**　hold

問2 | 17 | ～ | 24 | 次の日本文の意味を表すように(1)～(4)それぞれのA～Gを最も適切な順序に並べかえたとき，**3番目と5番目**にくるものを選べ。なお，文頭にくる語句も小文字で書いてある。

(1) 私のパソコンが先週故障しました。修理してもらうのにかなりお金がかかりそうです。

My personal computer stopped working last week.

I am afraid it [　] [　] [17] [　] [18] [　] [　].

A will   B repaired   C it   D to

E have   F cost   G a lot

(2) 天気予報によると今晩は雨だそうです。雨に備えて傘を持って行ったほうがいいですよ。

The weather forecast says it will rain this evening.

So, you should [　] [　] [19] [　] [20] [　] [　].

A it   B take   C an umbrella with   D case

E in   F rains   G you

(3) もしあなたの助言がなかったなら，私の兄は留学していなかったでしょうに。

My brother would not have studied abroad, [　] [　] [21] [　] [22] [　] [　].

A your advice   B if   C for   D it

E been   F had   G not

(4) 帰宅途中，スーパーマーケットに寄ったら，リンゴを買うのを忘れないように私に言ってくださいね。

[　] [　] [23] [　] [24] [　] [　] when we go to the supermarket on the way home?

A will   B me   C buy   D some apples

E you   F remind   G to

Ⅲ　次の会話文を読んで各問に答えよ。(16点)

Hiro, an international student studying in America, is talking with Jack.

Jack : Hi, my name is Jack.　May I ask your name?

Hiro : My name is Hiro.　I am from Japan.

Jack : Nice to meet you, Hiro.　<u>What brought you to America</u>?
　　　　　　　　　　　　　　　　　(ア)

Hiro : I came to America to study English.

Jack : Your English is very good!　How long have you been studying English?

Hiro : About 6 years.　I had an online English teacher in the Philippines.

Jack : Great!　I wish I could speak Japanese as well as you can speak English.　I want to learn Japanese.　Is it difficult to learn?

Hiro : I think it is difficult to read and write, but speaking is rather easy compared to European languages.

Jack : Oh, yeah?　What are you hoping to do in the future?

Hiro : I want to be an ambassador.

Jack : Ambassador?!　That's great!　Is there any particular country you want to work in?　Maybe a country in Europe?

Hiro : I would 　イ　 work in a small country in East Asia.　I want to introduce Japan to people living there.

Jack : That's wonderful, Hiro.　I think you will make a great ambassador.

Hiro : Thank you, Jack.　By the way, have you had 　ウ　 to visit Japan?

Jack : No, not yet.　But I 　エ　 want to go to Japan someday.　Where do you recommend I visit?

Hiro : Japan offers a variety of places to visit.　Do you want to go to a city like Tokyo or the countryside?

Jack : Mmm... I love the outdoors.　I enjoy swimming in the ocean and skiing.　But I don't think I can do both at the same time, right?

Hiro : Well, you may be able to.　If you go in March, you can ski in Hokkaido and swim in Okinawa.　You may also be able to see cherry blossoms in Honshu.

Jack : Wow, I didn't think that was 　オ　!　Thank you for helping me plan my trip.　I guess you are already a good ambassador, Hiro!

Hiro : Haha, thanks!

（注）　ambassador：大使

問1　25　下線部（ア）が指す内容として最も適切なものを，A〜Dのうちから1つ選べ。

A　Where did you go in America?

B　How come you came to America?

C　When did you come to America?

D　Who did you come to America with?

問2　26　空所　イ　を満たすのに最も適切なものを，A〜Dのうちから1つ選べ。

A　call　　　　B　seem　　　　C　rather　　　　D　either

問3　27　空所　ウ　を満たすのに最も適切なものを，A〜Dのうちから1つ選べ。

A　a country　　　B　a space　　　C　a place　　　D　a chance

問4　28　空所　エ　を満たすのに最も適切なものを，A〜Dのうちから1つ選べ。

A　definitely　　　B　usually　　　C　poorly　　　D　mostly

問5　29　空所　オ　を満たすのに最も適切なものを，A〜Dのうちから1つ選べ。

A　possible　　　B　possibility　　　C　possibly　　　D　impossibly

問6　30　What does Hiro say about Japanese?

A　Speaking Japanese is easy compared to learning English.

B　Speaking Japanese is as difficult as reading and writing Japanese.

C　Speaking Japanese will help Jack go to Japan.

D　Speaking Japanese is not as difficult as speaking European languages.

問7　31　Why does Hiro want to work in a country in East Asia as an ambassador?

A　He thinks that he can learn more about East Asian countries by becoming an ambassador.

B　He thinks that a country like the Philippines would be a good place to learn English.

C　He thinks that it is easier to become an ambassador in East Asia because he is a Japanese.

D　He thinks that he can promote an understanding of Japan by becoming an ambassador.

問8　32　Why did Jack say that Hiro was already a good ambassador?

A　Because Hiro had an English tutor in the Philippines.

B　Because Hiro was able to come up with a good trip plan in Japan for Jack.

C　Because Hiro has been to Hokkaido and Okinawa.

D　Because Hiro's English was already good enough for him to become an ambassador.

IV　次の英文を読んで，各問に答えよ。(21点)

　　Which is more familiar to you, "centre" or "center"?　The latter may be more familiar to those who have learned American English.　｜ ア ｜, both are correct English.　The former is common in Great Britain, Canada and Australia.　Why did this happen?　Noah Webster, a textbook author and lexicographer, wanted "Americanized" spelling and pronunciation of words, different from those in Great Britain.　In 1828, he published a two-volume dictionary which greatly helped to make the Americanized spelling common.

　　The fact of the matter was it was part of American nationalism.　After winning political ｜ イ ｜ from Great Britain in 1776, Americans became more conscious of developing their own identity as a new nation.　Nationalism rose in various fields.　In literature, Americans rejected such European criticism_(ウ) as "Americans have no national literature."　The northeastern region produced world-famous American writers ｜ エ ｜ Edgar Allan Poe, a detective story writer and Ralph Waldo Emerson.　In addition to these writers, there were also inventors who greatly helped in advancing American industry.　Cyrus Hall McCormick, the inventor of the reaper, and Samuel F. S. Morse, the developer of the telegram code, are two such inventors.

　　In diplomacy, President James Monroe issued in 1823 the so-called "Monroe Doctrine," a warning to European nations not to interfere with America and the Western Hemisphere.　It was the American intention to be ｜ オ ｜.　This policy of isolationism embraced in the doctrine continued as the U.S. diplomatic policy until the end of the century.　While challenging European criticism and power, young America tried to be more independent of Europe, not only politically, but economically, culturally and diplomatically.

　　(注)　lexicographer：辞書編集者　　　reaper：刈り取り機　　　interfere：干渉する
　　　　　isolationism：孤立主義

Brajcich and Tanioka (2010) *Eye on American Culture* を参考に作成

問1　｜ 33 ｜　空所 ｜ ア ｜ を満たすのに最も適切なものを，A～Dのうちから1つ選べ。
　　A　In addition　　　　B　However　　　　C　Therefore　　　　D　In other words

問2　｜ 34 ｜　空所 ｜ イ ｜ を満たすのに最も適切なものを，A～Dのうちから1つ選べ。
　　A　independence　　　B　institution　　　C　improvement　　　D　impact

問3　｜ 35 ｜　下線部（ウ）の意味に最も近いものを，A～Dのうちから1つ選べ。
　　A　conscience　　　　B　approval　　　　C　judgment　　　　D　praise

問4　36　空所　エ　を満たすのに最も適切なものを，A～Dのうちから1つ選べ。

   A　in order to　　　　B　such as　　　　C　for example　　　D　so that

問5　37　空所　オ　を満たすのに最も適切なものを，A～Dのうちから1つ選べ。

   A　less engaged in production and communication

   B　less independent of Europe

   C　more interested in the European nations

   D　more engaged in its own regional affairs

問6　38　本文の内容に合致するものを，A～Dのうちから1つ選べ。

   A　Americans have no national literature.

   B　Americans and British people use different spellings of words.

   C　European nations are more independent than America.

   D　European people invented the reaper and the telegram.

Ⅴ　以下の **A～E** の英文は，本来は **A の部分から始まる**一つのまとまった文章だが，設問のために **B～E** は順序がばらばらになっている。**B～E** を正しく並べかえたとき，設問 ┃ 39 ┃ ～ ┃ 43 ┃ に**該当する 記号**を答えよ。なお，次に続くものがなく，それ自身が文章の最後になる場合には，**J** をマークせよ。(15点)

┃ 39 ┃　**A** の次に続くもの
┃ 40 ┃　**B** の次に続くもの
┃ 41 ┃　**C** の次に続くもの
┃ 42 ┃　**D** の次に続くもの
┃ 43 ┃　**E** の次に続くもの

A　According to its website, Starbucks says, "Every day, we go to work hoping to do two things: share great coffee with our friends and help make the world a little better.　It was true when the first Starbucks opened in 1971, and it's still true today."

B　That first Japanese store opened in Tokyo, behind Matsuya Department Store, in 1996.　It featured a bright, relaxed and clean atmosphere.　Starbucks has always kept its family style atmosphere so that customers can relax while enjoying a cup of coffee.

C　Today you can see many people enjoying that atmosphere and a cup of coffee while using their computers or chatting with friends at stores all over Tokyo.　Starbucks is one of the most popular coffee shops in Japan today.

D　That first store, which opened in 1971, was located in Pike Place Market, Seattle.　It is still at this location today.　It was from this store that Starbucks began to sell coffee beans. Brewing the actual coffee came later.

E　After Starbucks began to brew the coffee, more varieties of coffee and pastries were added to the menu.　Starbucks also began to expand its store locations.　At first, the stores were only in America, but the company was eager to expand abroad, and especially into Japan.

Richard Carpenter & Koji Morinaga (2020)
Enjoying American & British Culture Using Grammar Tips を参考に作成

化 学

問題
(2科目 90分)

11月28日試験

3年度

　次の $\boxed{\text{I}}$ ～ $\boxed{\text{V}}$ の各設問の解答を，指示に従ってそれぞれの解答群（**A，B，C，…**）のうちから選んで解答用紙にマークせよ。

　必要があれば，定数および原子量は次の値を用いよ。標準状態は，0℃，1.0×10^5 Pa とする。なお，問題文中の体積の単位記号Lは，リットルを表す。

（定　数）気体定数　　　$R = 8.3 \times 10^3$ Pa·L/(K·mol)

ファラデー定数　$F = 9.65 \times 10^4$ C/mol

アボガドロ定数　$N_A = 6.0 \times 10^{23}$/mol

（原子量）

H 1.0	He 4.0	C 12	N 14	O 16	F 19	Ne 20
Na 23	Mg 24	Al 27	S 32	Cl 35.5	K 39	Ar 40
Ca 40	Mn 55	Fe 56	Cu 64	Zn 65	Br 80	Ag 108
I 127	Ba 137	Pb 207				

$\boxed{\text{I}}$　次の**問1**～**問5**に答えよ。(20点)

問1　$\boxed{\ 1\ }$　身のまわりの出来事と，それに関係する反応や変化の組合せとして**適切でないもの**を，次の**A**～**E**のうちから**1つ**選べ。

	身のまわりの出来事	反応や変化
A	コーヒー豆から味や香りの成分が湯に溶け出た。	蒸留
B	夜空に打ち上げられた花火が，色とりどりの光を放った。	炎色反応
C	冷蔵庫に活性炭を入れると臭いが消えた。	吸着
D	十円玉が緑色にさびた。	酸化・還元
E	汗をかいた後，急に体が冷えた。	蒸発

問2　$\boxed{\ 2\ }$　金属に関する次の記述**A**～**E**のうちから，**誤りを含むもの**を**1つ**選べ。

A　アルミニウムはリサイクルによって再生すると，鉱石から製錬するときよりも非常に少ないエネルギーですむ。

B　銑鉄（せんてつ）は硬くてもろいが，酸素を吹き込み炭素の割合を減らすと，硬くて粘り強い鋼になる。

C　銅は電気や熱をよく伝えるため，電線や調理器具などに使われる。

D　歴史上，材料として広く利用された金属は，古い順に，銅，アルミニウム，鉄である。

E　自然界では，ほとんどの金属が酸素や硫黄などと結びついた化合物として存在する。

問3 　3　 2つの物質が単体と化合物からなる組合せとして適切なものを，次の**A**〜**E**のうちから
1つ選べ。

A 　水，水酸化ナトリウム

B 　二酸化炭素，食塩

C 　水銀，ゴム状硫黄

D 　カーボンナノチューブ，水蒸気

E 　黄リン，赤リン

問4 　4　 配位結合に関する次の記述**A**〜**E**のうちから，**誤りを含むもの**を**1**つ選べ。

A 　分子または陰イオンがもつ共有電子対を，他の原子と共有することでできる共有結合を，配位
結合という。

B 　オキソニウムイオンでは，3つのO−H結合のうちの1つは配位結合でできている。

C 　アンモニウムイオンでは，4つのN−H結合のうちの1つは配位結合でできているが，他の3つ
のN−H結合と性質がすべて同等であり，区別することはできない。

D 　ジアンミン銀（Ⅰ）イオン$[Ag(NH_3)_2]^+$は，2つのアンモニア分子が銀イオンに配位結合して
できた錯イオンである。

E 　ヘキサシアニド鉄（Ⅱ）酸イオン$[Fe(CN)_6]^{4-}$は，鉄（Ⅱ）イオンにシアン化物イオン6個が配位
結合してできた錯イオンである。

問5 　5　 次の**ア**，**イ**のグラフの縦軸が表しているものの組合せとして適切なものを，下の**A**～**F**のうちから**1つ**選べ。

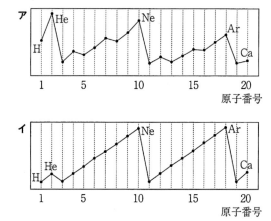

	アの縦軸	**イ**の縦軸
A	価電子数	最外殻電子数
B	価電子数	イオン化エネルギー
C	イオン化エネルギー	価電子数
D	イオン化エネルギー	最外殻電子数
E	最外殻電子数	価電子数
F	最外殻電子数	イオン化エネルギー

Ⅱ　次の問 1 ～問 5 に答えよ。（20点）

問 1　| 6 |　次の記述ア～キを組み合わせた下の A ～ E のうちから，**どちらも化学変化でないもの**を 1 つ選べ。

　　ア　水を電気分解すると，水素と酸素が生じた。

　　イ　氷が融解して，水になった。

　　ウ　水素が燃焼して，水が生じた。

　　エ　水に砂糖を溶かした。

　　オ　石灰水に二酸化炭素を通じると白く濁った。

　　カ　水にカルシウムを加えると，気体が生じた。

　　キ　鉄釘を湿った空気中で放置すると，釘がさびた。

　　A ア，イ　　　**B** イ，エ　　　**C** ウ，オ　　　**D** エ，カ　　　**E** カ，キ

問 2　| 7 |　8.0%水酸化ナトリウム水溶液（密度 1.1 g/cm^3）と 20%水酸化ナトリウム水溶液（密度 1.2 g/cm^3）がある。それぞれ同じ体積を混合した際の水溶液のモル濃度[mol/L]として適切なものを，次の数値 A ～ F のうちから 1 つ選べ。ただし，混合する前後で溶液の体積の総量に変化はないものとする。

　　A 0.41　　　**B** 0.82　　　**C** 1.6　　　**D** 4.1　　　**E** 8.2　　　**F** 16

問 3　| 8 |　酸や塩基に関する次の記述 A ～ E のうちから，**誤りを含むもの**を 1 つ選べ。

　　A　酸や塩基の強弱は，それらの価数の大小とは無関係である。

　　B　電離度は，溶けている酸(塩基)の物質量に対する電離している酸(塩基)の物質量の割合で表される。

　　C　中和反応における量的関係は，酸や塩基の電離度には無関係である。

　　D　0.1 mol/L の酢酸(電離度 0.01)の水溶液の pH は 3 である。

　　E　pH が 6 の塩酸を水で 100 倍に希釈すると，pH は 8 になる。

問4　9　酢酸水溶液の濃度を知るために，10 mL をとって 0.10 mol/L の水酸化ナトリウム水溶液で中和したい。コニカルビーカーに，酢酸水溶液を正確に 10 mL を計りとって入れるための器具として適切なものを，次の**A**～**E**のうちから**1つ**選べ。

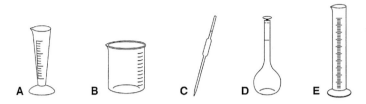

問5　10　硫酸酸性にした過酸化水素水に，0.50 mol/L の過マンガン酸カリウム水溶液を 40 mL 加えた。それぞれの水溶液中でのはたらきを示す反応式は，次の通りである。過マンガン酸カリウムがすべて反応したとすると，発生する酸素の体積は標準状態で何 L か。下の数値**A**～**F**のうちから，適切なものを**1つ**選べ。ただし，発生した気体は水溶液に溶けないものとする。

$$H_2O_2 \longrightarrow O_2 + 2H^+ + 2e^-$$

$$MnO_4^- + 8H^+ + 5e^- \longrightarrow Mn^{2+} + 4H_2O$$

A 0.18　　**B** 0.45　　**C** 1.1　　**D** 1.8　　**E** 4.5　　**F** 11

Ⅲ　次の問1～問5に答えよ。（20点）

問1　[11]　元素の周期表に関する次の記述A～Eのうちから，適切なものを1つ選べ。

A　典型元素の価電子の数は，周期表の族番号と一致する。

B　遷移元素は，周期表の第3周期で初めて現れる。

C　遷移元素は，すべて金属元素である。

D　1族の元素の単体は，すべて単原子分子である。

E　14族の元素は，すべて非金属元素である。

問2　[12]　次の記述における気体ア～エの化学式の組合せとして適切なものを，下のA～Eのうちから1つ選べ。

・気体アとウを混合すると，白煙が生じる。

・気体イの同素体は，大気上層で紫外線を吸収する。

・気体ウとエは，水に溶けると酸性を示す。

・気体エは腐卵臭があり，強い還元剤としてはたらく。

	ア	イ	ウ	エ
A	H_2S	O_2	HCl	NH_3
B	NH_3	O_2	HCl	H_2S
C	NH_3	N_2	HCl	H_2S
D	HCl	O_2	NH_3	H_2S
E	H_2S	N_2	HCl	NH_3

問3　13　次の図は，アンモニアソーダ法によって炭酸ナトリウムと塩化カルシウムを製造する工程を示しており，図中の**ア**～**ウ**は工程に関わる化合物である。この図に関する下の記述**A**～**E**のうちから，**誤りを含むもの**を1つ選べ。ただし，反応はすべて完全に進み，発生する化合物**ア**と二酸化炭素はすべて回収され，再利用されるものとする。

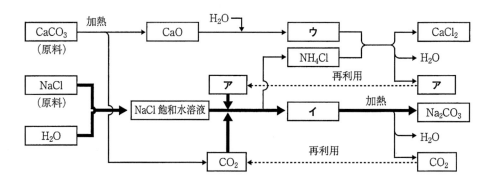

A 化合物**ア**は，水によく溶けて塩基性を示す。

B 化合物**イ**は，強酸を加えると分解して二酸化炭素を発生する。

C 化合物**ウ**は，水に少し溶けて強い塩基性を示す。

D 図の製造工程において，化合物**ア**と CO_2 の物質量の合計は変化しない。

E 図の製造工程において，原料として必要な $CaCO_3$ と $NaCl$ の物質量は等しい。

問4　14　酸素に関する次の記述**A**～**E**のうちから，適切なものを1つ選べ。

A 単体は，酸化マンガン(Ⅳ)に濃塩酸を加え，加熱すると得られる。

B 酸素とオゾンは，標準状態での密度[g/L]の値が同じである。

C 塩基性酸化物は，水と反応して酸を生じる。

D Na_2O や MgO のように，酸とも塩基とも反応して塩を生じるものを両性酸化物という。

E 同一元素のオキソ酸では，中心の原子の酸化数が大きいものほど酸性が強くなる。

問5　15　次の表の化合物の水溶液と，その特徴的な化学反応の組合せとして**適切でないもの**を，A〜Eのうちから**1つ**選べ。

	化合物の水溶液	特徴的な化学反応
A	硫酸銅（Ⅱ）水溶液	過剰のアンモニア水を加えると，深青色の溶液になる。
B	硫酸アルミニウム水溶液	アンモニア水を加えると，白色沈殿が生じる。アンモニア水を過剰に加えても沈殿は溶けないが，水酸化ナトリウム水溶液を過剰に加えると沈殿は溶ける。
C	塩化鉄（Ⅱ）水溶液	チオシアン酸カリウム水溶液を加えると，血赤色の溶液になる。
D	硫酸亜鉛水溶液	アンモニア水を加えると，はじめ白色沈殿が生じるが，さらに加えると沈殿は溶ける。
E	硝酸銀水溶液	塩化ナトリウム水溶液を加えると，白色沈殿が生じる。

Ⅳ　次の問１〜問５に答えよ。（20点）

問１　　16　　次の図は，原子Xの陽イオン（◎）と原子Yの陰イオン（○）からできたイオン結晶の単位格子を示している。この化合物の組成式として適切なものを，下の**A**〜**G**のうちから**１つ**選べ。

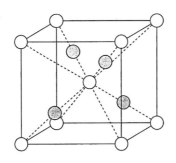

Xの陽イオン（◎），Yの陰イオン（○）

A　X_3Y　　　　B　X_9Y_4　　　　C　X_2Y　　　　D　XY

E　XY_2　　　　F　X_4Y_9　　　　G　XY_3

問２　　17　　次の図は，水の状態図である。図中に示された**ア**〜**オ**を説明する下の記述**A**〜**E**のうちから，**誤りを含むもの**を**１つ**選べ。

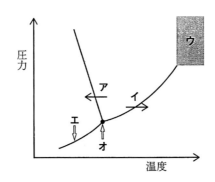

A　矢印**ア**は，液体から固体への状態変化を示す。

B　矢印**イ**は，液体から気体への状態変化を示す。

C　**ウ**の部分は，液体と気体の中間的な性質をもつ超臨界流体とよばれる状態を示す。

D　**エ**の指す曲線は，蒸気圧曲線を示す。

E　**オ**の指す点は，三重点とよばれ，気体，液体，固体の三つの状態が安定して共存する。

問3　18　次の図のように容積 3.0 L の容器**ア**には 3.0×10^5 Pa の窒素が，容積 2.0 L の容器**イ**には 6.0×10^5 Pa の水素が入っている。これら容器をつなぐコックを開き，2 つの気体を混合させたときの全圧[Pa]として適切なものを，下の数値 **A**〜**E** のうちから **1 つ**選べ。ただし温度は一定で，気体間で反応は起こらないものとする。

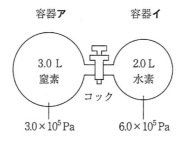

容器**ア**　　容器**イ**

3.0 L
窒素

2.0 L
水素

コック

3.0×10^5 Pa　　6.0×10^5 Pa

A　1.8×10^5　　**B**　4.2×10^5　　**C**　9.0×10^5　　**D**　2.0×10^6　　**E**　4.5×10^6

問4　19　コロイドに関する次の記述 **A**〜**E** のうちから，適切なものを **1 つ**選べ。

A　セッケン水は，セッケンが多数集まった集合体が水中に分散しており，このようなコロイドを分子コロイドという。

B　コロイド溶液に横から光束をあてると，光の通路が輝いて見える。この現象をブラウン現象という。

C　コロイド溶液をセロハンの袋に入れて透析を行うと，コロイド粒子は袋の外に移動し，小さな粒子は袋の中に残る。

D　親水コロイドに多量の電解質を加えていくと，水和している水分子が引き離され，さらに電荷が中和され，コロイド粒子が集まり沈殿する。

E　親水コロイドに一定量以上の疎水コロイドを加えると，疎水コロイドが親水コロイドを取り囲み，少量の電解質では凝析が起こらなくなる。

問5　20　次の図は，素焼きの筒で仕切られた容器を用いたダニエル電池を示している。これに関

する下の記述A〜Eのうちから，適切なものを1つ選べ。

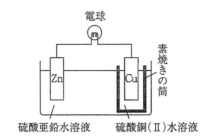

A　素焼きの筒は，正極側と負極側を電気的に遮断するために用いる。

B　正極側には亜鉛板，負極側には銅板を用いる。

C　亜鉛板および銅板が活物質としてはたらく。

D　硫酸亜鉛水溶液中の亜鉛イオンが，電子を受け取り亜鉛が析出する。

E　硫酸銅(Ⅱ)水溶液の濃度を高くすると，放電時間が長くなる。

Ⅴ　次の**問1**〜**問5**に答えよ。（20点）

問1　[21]　有機化合物に関する次の記述**A**〜**E**のうちから，**誤りを含むもの**を1つ選べ。

A　可燃性の化合物が多く，完全燃焼すると必ず二酸化炭素を生成する。

B　水に溶けにくく，アルコール，エーテルなどの有機溶媒に溶けやすいものが多い。

C　構成元素の種類は少ないが，化合物の種類が多い。

D　多くは共有結合からなり，一般に反応速度は大きい。

E　炭素骨格は多様であり，異性体をもつものが多い。

問2　[22]　官能基に関する次の記述**A**〜**E**のうちから，**誤りを含むもの**を1つ選べ。

A　ビニル基の炭素原子にヒドロキシ基が直接結合した物質は，不安定である。

B　カルボキシ基をもつ安息香酸は，トルエンを酸化すると得られる。

C　ギ酸は，ホルミル基（アルデヒド基）とカルボキシ基を有する。

D　アミノ基は，ニトロ基を還元すると得られる。

E　第二級アルコールのヒドロキシ基を酸化すると，ホルミル基になる。

問3　[23]　有機化合物を合成する次の化学反応**A**〜**E**において，化学反応の種類が下の**ア**〜**エ**の**いずれとも異なるもの**を1つ選べ。

A　エチレンから，エタンを得る。

B　メタノールから，ホルムアルデヒドを得る。

C　メタンから，クロロメタンやジクロロメタンを得る。

D　酢酸とエタノールから，酢酸エチルを得る。

E　フタル酸から，無水フタル酸を得る。

ア　エタノールに，濃硫酸を加えて160〜170℃で加熱する。

イ　酢酸に，十酸化四リンを加えて加熱する。

ウ　2-プロパノールに，硫酸酸性の二クロム酸カリウム水溶液を加えて加熱する。

エ　エタノールに，ナトリウムを加える。

問4　**24**　次の反応経路図中の**ア**〜**ウ**に当てはまる化合物の組合せとして適切なものを，下の**A**〜**H**のうちから1つ選べ。

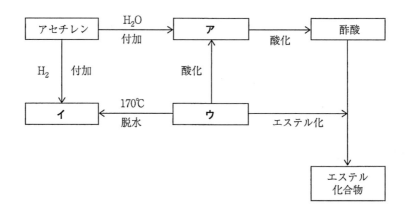

	ア	イ	ウ
A	アセトン	エタン	メタノール
B	アセトン	エタン	エタノール
C	アセトン	エチレン	メタノール
D	アセトン	エチレン	エタノール
E	アセトアルデヒド	エタン	メタノール
F	アセトアルデヒド	エタン	エタノール
G	アセトアルデヒド	エチレン	メタノール
H	アセトアルデヒド	エチレン	エタノール

問5　**25**　ベンゼンおよびシクロヘキサンに関する次の記述**A**〜**E**のうちから，シクロヘキサンにのみ当てはまるものを1つ選べ。

　A　塩素との混合気体に光を照射すると，置換反応が起きる。

　B　分子内の炭素原子は，すべて同一平面上にある。

　C　無色の液体で，水にほとんど溶けない。

　D　炭素原子間の結合距離は，すべて等しい。

　E　置換反応よりも付加反応を起こしやすい。

英　語

解答　　　　　3年度

Ⅰ

〔解答〕

問1　1　C　　2　D　　3　A　　4　A

問2　5　D　　6　A　　7　A　　8　D

〔出題者が求めたポイント〕

問1

1　dece<u>i</u>ve[i:] / rece<u>i</u>ve[i:] / n<u>ei</u>ghbor[ei] / perce<u>i</u>ve[i:]

2　all<u>ow</u>[au] / dr<u>ow</u>n[au] / <u>ow</u>l[au] / b<u>ow</u>l[ou]

3　thou<u>gh</u>[ð] / brea<u>th</u>[θ] / <u>th</u>orough[θ] / <u>th</u>eater[θ]

4　c<u>a</u>nal[ə] / bl<u>a</u>ck[æ] / C<u>a</u>nada[æ] / p<u>a</u>d[æ]

問2

5　be-twéen / be-hínd / oc-cúr / cóm-ment

6　mís-chief / su-pérb / de-clíne / pro-póse

7　ín-ter-val / his-tór-ic / fa-míl-iar / so-lú-tion

8　éx-cel-lent / fá-vor-ite / cál-en-dar / con-síst-ent

Ⅱ

〔解答〕

問1　9　C　　10　C　　11　D　　12　A

　　　13　B　　14　B　　15　C　　16　B

問2　17　G　　18　E　　19　G　　20　D

　　　21　F　　22　E　　23　F　　24　G

〔出題者が求めたポイント〕

問1

［9］　run out of「～を使い果たす」。take care of「～の世話をする」。make up for「～を取り戻す」。

［10］　be brought up「育てられる」。

［11］　supply A with B「A に B を供給する」。

［12］　save 人 a lot of trouble「(主語のおかげで)かなり(人の)手間が省ける」。

［13］　2 人の人（2 つのモノ）の一方は one、他方は the other となる。

［14］　「人の数」は、the number of people となる。a number of people は「たくさんの人」。

［15］　try on「～を試着する」。ここでは目的語が代名詞なので、try it on となる。

［16］　gather「集まる」。他の選択肢は他動詞。

問2

〔問題文訳〕

問1

［9］　私は、昨日無駄にした時間を取り戻すべく懸命に働かねばならない。

［10］　彼は幼い頃に両親を亡くしたので祖父母に育てられた。

［11］　私たちの町にガスを供給している大きなパイプラインが見えますか。

［12］　もしあなたがこの件について彼に電話をしていたなら、かなり私の手間が省けたのに。

［13］　私たちは昨日 2 人の客を迎えた。一人はアメリカ人で、もう一人は日本人だった。

［14］　この町の人口は隣町の人口の 3 倍だ。

［15］　このコートが気に入りました。試着してもいいですか。試着室はどこですか。

［16］　今年のクリスマスには、家族の子供が全員集まります。

〔正解の英文〕

問2

⑴　I am afraid it (will cost <u>a lot</u> to <u>have</u> it repaired).

⑵　So, you should (take an umbrella with <u>you</u> in <u>case</u> it rains).

⑶　～, (if it <u>had</u> not <u>been</u> for your advice).

⑷　(Will you <u>remind</u> me <u>to</u> buy some apples) ～ .

Ⅲ

〔解答〕

問1　B　　問2　C　　問3　D　　問4　A

問5　A　　問6　D　　問7　D　　問8　B

〔出題者が求めたポイント〕

問1　選択肢訳

A　アメリカのどこに行ったのですか。

B　どうしてアメリカに来たのですか。

C　いつアメリカに来たのですか。

D　あなたは誰とアメリカに来たのですか。

問2　would rather「むしろ～したい」。

問3　have a chance to「～する機会を持つ」。

問4　definitely「きっと」。usually「通常」。poorly「貧しく」。mostly「大部分」。

問5　第 2 文型の補語なので、形容詞が入る。

問6　「ヒロは日本語について何と言っているか」

A　日本語を話すことは英語を学ぶことに比べてやさしい。

B　日本語を話すことは日本語を読み書きするのと同じくらい難しい。

C　日本語を話すことはジャックが日本に行くのに役立つだろう。

D　日本語を話すことはヨーロッパの言語を話すことほど難しくない。

問7　「ヒロはなぜ、大使として東アジアの国で働きたいのですか」

A　彼は、大使になることで東アジア諸国についてもっと学ぶことができると考えている。

B　彼は、フィリピンのような国が英語を学ぶのに良い場所だろうと考えている。

C　彼は、日本人なので東アジアの大使になる方がよ

り容易だと考えている。

　D　彼は、大使になることで日本への理解を深められ
　　ると考えている。
問8　「ジャックはなぜヒロがすでに立派な大使だと言
　　ったのですか」
　A　ヒロがフィリピンで英語の家庭教師をしていたか
　　ら。
　B　ヒロがジャックのために日本での良い旅行プラン
　　を考えたから。
　C　ヒロが北海道と沖縄に行ったことがあるから。
　D　ヒロの英語が大使になるのにすでに十分だったか
　　ら。

〔全訳〕
アメリカに留学しているヒロがジャックと話している。

ジャック：こんにちは、私の名前はジャック。名前を聞
　　　　　いてもいい？
ヒロ：　　ヒロです。日本から来たよ。
ジャック：はじめまして、ヒロ。なぜアメリカに来たの？
ヒロ：　　アメリカへは英語を勉強するために来たんだ。
ジャック：英語が上手だね！　英語はどのくらい勉強し
　　　　　ているの？
ヒロ：　　6年くらい。フィリピンのオンラインの先生
　　　　　にも習ったんだ。
ジャック：素晴らしい！　君の英語くらいボクも日本語
　　　　　が話せたらいいのになぁ。日本語を学びた
　　　　　い。日本語を学ぶのは難しい？
ヒロ：　　読み書きは難しいと思うけど、話すのはヨー
　　　　　ロッパの言語に比べると簡単だよ。
ジャック：そうなの？　君は将来何をしたいと思ってい
　　　　　るの？
ヒロ：　　大使になりたいんだ。
ジャック：大使？　それはすごいね！　どこか特定の国
　　　　　で働きたいの？　ヨーロッパの国？
ヒロ：　　むしろ東アジアの小さな国で働きたいね。そ
　　　　　こに住んでいる人たちに日本を紹介したいん
　　　　　だ。
ジャック：すばらしいね、ヒロ。君は立派な大使になる
　　　　　と思うよ。
ヒロ：　　ありがとう、ジャック。ところで、これまで
　　　　　日本に来る機会はあったの？
ジャック：いや、まだだよ。でも、いつかきっと行きた
　　　　　いんだ。どこを訪れるのがおすすめなの？
ヒロ：　　日本にはいろんな観光地があるよ。君が行き
　　　　　たいのは東京のような都会？それとも田舎？
ジャック：うーん...アウトドアが大好きなんだ。海で
　　　　　泳ぐのもスキーも好きだよ。でも、両方同時
　　　　　にはできないよね？
ヒロ：　　そうね、できるかもしれないよ。3月に来れ
　　　　　ば、北海道でスキーをして、沖縄で泳ぐこと
　　　　　ができる。本州で桜も見れるかもしれない。
ジャック：ワオ！　そんなことできるとは思わなかっ
　　　　　た！　旅行の計画を手伝ってくれてありがと

う。君はもう立派な大使だね、ヒロ！
ヒロ：　　ハハ、ありがとう！

Ⅳ

〔解答〕
問1　B　　問2　A　　問3　C
問4　B　　問5　D　　問6　B
〔出題者が求めたポイント〕
問1　In addition「加えて」。However「しかし」。
　　Therefore「それゆえ」。In other words「言い換える
　　と」。
問2　independence「独立」。institution「制度」。
　　improvement「改良」。impact「影響」。
問3　criticism「批判」。conscience「良心」。approval
　　「承認」。judgment「判断」。praise「称賛」。
問4　in order to「～するために」。such as「～のよう
　　な」。for example「例えば」。so that「～するために」。
問5　選択肢訳
　A　生産とコミュニケーションにあまり従事していない
　B　ヨーロッパからあまり独立していない
　C　ヨーロッパ諸国への関心が高まる
　D　自らの地域問題により深く関与する
問6　選択肢訳
　A　アメリカ人は国民文学を持っていない。
　B　アメリカ人とイギリス人は言葉の綴りが違う。
　C　ヨーロッパ諸国はアメリカよりも自立している。
　D　ヨーロッパ人は刈り取り機と電報を発明した
〔全訳〕
　「centre」と「center」のどちら（の綴り）があなたに
はなじみがありますか。アメリカ英語を学んだ人には、
後者の方がなじみがあるかも知れません。［ア］しかし、
どちらも正しい英語なのです。前者は英国、カナダ、オ
ーストラリアで一般的です。なぜこんなことになったの
でしょうか。教科書執筆者で辞書編集者のノア・ウエブ
スターは、英国のそれとは異なる「アメリカ化」された
単語のスペルと発音を欲しました。1828年に彼は、ア
メリカ化された綴りを一般化するのに大いに役立った、
二冊の辞書を出版したのでした。
　実際のところ、それはアメリカのナショナリズムの一
部だったのです。1776年にイギリスから政治的［イ］独
立を勝ち取った後、アメリカ人は新しい国として、独自
のアイデンティティを持つことを意識するようになって
いました。さまざまな分野でナショナリズムが台頭した
のです。文学の分野では、「アメリカ人は国民文学を持
たない」という欧州からの批判を、アメリカ人は拒否し
ました。北東部で、エドガー・アラン・ポー［エ］のよ
うな探偵小説作家や、ラルフ・ワルド・エマーソンなど、
世界的に有名なアメリカ作家が生まれました。これらの
作家に加えて、アメリカ産業の発展に大きく貢献した発
明家もいたのです。刈り取り機の発明者であるサイラ
ス・ホール・マコーミックや電信暗号の開発者であるサ
ミュエル・F・S・モースは、そうした発明家の二例です。

外交面では、ジェームズ・モンロー大統領が1823年に、いわゆる「モンロー主義」を発表し、ヨーロッパ諸国にアメリカと西半球には干渉しないようにとの警告を発しました。それは、〔オ〕自らの地域問題により深く関与するというアメリカの意図でした。このドクトリンに盛り込まれた孤立主義は、米国の外交政策として世紀末まで続きました。ヨーロッパの批判と権力に対抗しながら、若いアメリカは、政治的にだけではなく、経済的、文化的、外交的にもヨーロッパからより独立しようとしたのです。

V

〔解答〕

39　D　　40　C　　41　J　　42　E　　43　B

〔出題者が求めたポイント〕

各段落の冒頭と指示語に注目して、A→D→E→B→Cの順を見つける。

〔全訳〕

A　スターバックスのウェブサイトによれば、同社は、「毎日、私たちは2つのことをしたいと思って仕事に行きます。素晴らしいコーヒーを友達とシェアすることと、世界を少し良くすることです。1971年にスターバックスが開店したときに真実で、今日でも真実です」と語る。

D　1971年にオープンした最初の店舗は、シアトルのパイクプレイスマーケットにあった。今でもこの場所にある。スターバックスは、この店からコーヒー豆を売り始めたのだ。本物のコーヒーを淹れるのは後になってからだった。

E　スターバックスがコーヒーを淹れ始めた後、より多くの種類のコーヒーと菓子パンがメニューに加えられた。スターバックスはまた、店舗を拡大し始めた。当初、店舗はアメリカにしかなかったが、同社は海外、特に日本への進出に意欲的だった。

B　1996年、東京の松屋百貨店の裏にオープンした日本初の店舗は、明るく落ち着いた清潔な雰囲気が特徴だった。スターバックスは、お客さんがコーヒーを楽しみながらリラックスできるよう、常に家庭的な雰囲気を保ってきた。

C　今では、東京中のお店でパソコンを使ったり、友達とおしゃべりしたりしながら、多くの人がその雰囲気とコーヒーを楽しんでいるのを見ることができる。スターバックスは今、日本で最も人気のあるコーヒーショップの一つなのだ。

化 学

解答　　　3年度

I

〔解答〕

問1　| 1 |　A
問2　| 2 |　D
問3　| 3 |　D
問4　| 4 |　A
問5　| 5 |　D

〔出題者が求めたポイント〕

身のまわりの化学，身のまわりの金属，化合物と単体，配位結合，イオン化エネルギー，最外殻電子，価電子

〔解答のプロセス〕

問1 A（誤）　溶媒への溶けやすさは物質によって異なるため，混合物に特定の溶媒を加えて，目的物質だけを溶かし出して分離する操作を抽出という。

C（正）　活性炭には細かい孔が開いており，炭の表面積が大きくなっている。そのため，多くの臭いの分子を吸着できるので，臭いが消える。

D（正）　10円玉の成分（銅）が水分や塩分などに触れて，酸化することで，緑青と呼ばれるサビが生成する。

E（正）　汗が蒸発する時の気化熱により，体内の熱が奪われるため，体温が下がる。

問2 A（正）　アルミニウムは電気の缶詰といわれるほど，製造するときに多くの電気エネルギーを必要とする。

D（誤）　製錬の条件が難しい金属ほど利用が遅れた。そのため，アルミニウムの利用はほかの金属より遅く，電気分解の技術が発達してから，取り出せるようになった。古い順に並べると銅→鉄→アルミニウムである。

E（正）　金属のほとんどが酸化物や硫黄との化合物として存在している。

問3　何種類かの物質が混ざっている物質を混合物といい，ほかの物質が混ざっていない物質を純物質という。純物質のうち，1種類の元素から構成されている物質を単体，2種類以上の元素からできている物質を化合物という。

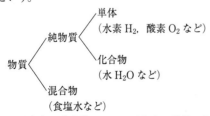

A，Bはともに化合物，C，Eはともに単体である。なお，カーボンナノチューブはCの同素体である。

問4 A（誤）　分子や陰イオンを構成している原子が，ほかの陽イオンに非共有電子対を提供してつくる共有

B，C（正）　配位結合は，共有結合と比べて，そのでき方が異なるだけで，できた結合は共有結合と同じで区別ができなくなる。

D，E（正）　金属イオンを中心として，非共有電子対をもつ分子や陰イオンが配位結合したイオンを錯イオンという。

問5　原子から最外殻電子1個を取り去って，1価の陽イオンにするのに必要なエネルギーをイオン化エネルギーという。つまり，同一周期の場合，陽イオンになりにくい希ガス（貴ガス）で最大の値をとるのでアのグラフはイオン化エネルギーになる。価電子の数や最外殻電子の数は典型元素の場合，周期毎に繰り返すグラフになる。イはHeで2の値を取とり，ほかの希ガス（貴ガス）で8の値をとっているので最外殻電子の数のグラフである。

II

〔解答〕

問1　| 6 |　B
問2　| 7 |　D
問3　| 8 |　E
問4　| 9 |　C
問5　| 10 |　C

〔出題者が求めたポイント〕

化学変化，質量パーセント濃度とモル濃度の変換，酸・塩基の性質，中和滴定の実験器具，酸化還元滴定，化学反応式と量的関係

〔解答のプロセス〕

問1　化学変化（化学反応）とは，物質の種類が変わる変化のことで，物理変化とは，物質そのものは変化せず，物質の状態だけが変わる変化のことである。ア，ウ，オ，カ，キが化学変化で，イ，エが物理変化である。

問2　それぞれ溶液1Lで考える。

【8.0%のNaOH水溶液】

水溶液の体積は1Lなので，この質量は，

$$1 \times 1000 \times 1.1 = 1100\,g$$

質量パーセント濃度が8.0%なので，この水溶液中の溶質の質量は，

$$1100 \times \frac{8.0}{100} = 88\,g$$

88gのNaOHの物質量は，$\frac{88}{40} = 2.2\,mol$

【20%のNaOH水溶液】

水溶液の体積は1Lなので，この質量は，

$$1 \times 1000 \times 1.2 = 1200\,g$$

質量パーセント濃度が20%なので，この水溶液中の溶質の質量は，

$$1200 \times \frac{20}{100} = 240\,g$$

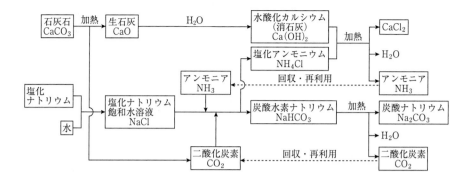

240 g の NaOH の物質量は，$\dfrac{240}{40} = 6.0\,\text{mol}$

これら2つの水溶液を混合すると，溶質の物質量は 8.2 mol で，水溶液の体積は 2 L になるので，求めるモル濃度は，$\dfrac{8.2}{2} = 4.1\,\text{mol/L}$

問3 A（正）　価数では決まらない。水溶液中でほぼ完全に電離している酸や塩基を強酸，強塩基といい，水溶液中で一部しか電離していない酸や塩基を弱酸，弱塩基という。

C（正）　中和滴定では，H^+ や OH^- がどんどん消費されるので，弱酸や弱塩基であっても，ルシャトリエの原理より電離する方向に反応が進む。よって，電離度は関係ない。

D（正）　$[H^+] = $ 価数 × モル濃度 × 電離度
$\qquad\qquad = 1 \times 0.1 \times 0.01 = 10^{-3}\,\text{mol/L}$
よって，$pH = -\log_{10}[H^+] = 3$

E（誤）　酸をいくら水で希釈しても pH が7より大きくなることはなく，塩基をいくら水で希釈しても pH が7より小さくなることはない。いずれも，pH = 7 に近づくだけである。

問4　一定体積の少量の溶液を量り取る器具であるホールピペットを選ぶ。

問5　MnO_4^- の物質量は，
$$0.50 \times \frac{40}{1000} = 2.0 \times 10^{-2}\,\text{mol}$$

1 mol の MnO_4^- が受け取る e^- の物質量は化学反応式の係数より 5 mol なので，この反応では，
$2.0 \times 10^{-2} \times 5 = 10 \times 10^{-2}\,\text{mol}$ の e^- を受け取る。
H_2O_2 が放出する e^- の物質量も $10 \times 10^{-2}\,\text{mol}$ となるので，発生する O_2 の物質量は，
$$10 \times 10^{-2} \times \frac{1}{2} = 5.0 \times 10^{-2}\,\text{mol}$$

よって，標準状態での O_2 の体積は，
$5.0 \times 10^{-2} \times 22.4 = 1.12\,\text{L}$

Ⅲ
〔解答〕

問1	11	C
問2	12	B
問3	13	E
問4	14	E
問5	15	C

〔出題者が求めたポイント〕
周期表，気体の性質，アンモニアソーダ法，酸素の性質，酸化物の性質とオキソ酸，金属イオンの沈殿

〔解答のプロセス〕
問1 A（誤）　18族の希ガス（貴ガス）は0である。これ以外の典型元素の価電子の数は族番号の一の位と一致する。
B（誤）　第3周期→第4周期
D（誤）　H_2 は二原子分子である。
E（誤）　第4周期以降金属元素があらわれる。

問2　気体アとウについて
次の反応で NH_4Cl の白煙が生じる。HCl や NH_3 の検出反応である。
$$HCl + NH_3 \longrightarrow NH_4Cl$$
気体イについて
オゾン層は，太陽からの有害な紫外線の大部分を吸収して，地上の生物を保護している。よって，O_3 の同素体である O_2 が気体イである。
気体エについて
腐卵臭の気体は H_2S である。また，H_2S は還元剤としてはたらき S へ酸化される。

問3　アンモニアソーダ法の工程をページ上の図に示す。化合物アは NH_3，化合物イは $NaHCO_3$，化合物ウは $Ca(OH)_2$ である。
B（正）　$NaHCO_3 + HCl \longrightarrow NaCl + H_2O + CO_2$
D（正），E（誤）　アンモニアソーダ法のすべての化学反応式をまとめる。
$$NaCl + H_2O + NH_3 + CO_2 \longrightarrow NaHCO_3 + NH_4Cl$$
$$\cdots(1)$$
$$2NaHCO_3 \longrightarrow Na_2CO_3 + H_2O + CO_2 \qquad \cdots(2)$$
$$CaCO_3 \longrightarrow CaO + CO_2 \qquad \cdots(3)$$
$$CaO + H_2O \longrightarrow Ca(OH)_2 \qquad \cdots(4)$$
$$Ca(OH)_2 + 2NH_4Cl \longrightarrow CaCl_2 + 2NH_3 + 2H_2O$$
$$\cdots(5)$$
(1) × 2 + (2) + (3) + (4) + (5) より
$$2NaCl + CaCO_3 \longrightarrow Na_2CO_3 + CaCl_2 \qquad \cdots(6)$$
よって，$CaCO_3$ と $NaCl$ の物質量は異なる。また，

(6)式において，NH_3 も CO_2 も反応式に含まれない。よって，消費もされず，増えもしないので，物質量の合計は変化しない。

問4 A（誤） 塩素の製法である。

$$4HCl + MnO_2 \longrightarrow MnCl_2 + 2H_2O + Cl_2$$

B（誤） 酸素とオゾンは同素体であるので，物理的性質，化学的性質ともに異なる。

C（誤） 酸 $\longrightarrow$ 水酸化物

D（誤） 両性金属(Al，Zn，Sn，Pb)の酸化物が両性酸化物である。

E（正） 同一元素のオキソ酸では，中心の原子に結合する酸素原子の数が多いほど，酸性が強くなる。

問5 A（正） Cu^{2+} を含む水溶液に少量の塩基の水溶液を加えると，$Cu(OH)_2$ の青白色沈殿を生じる。この沈殿に過剰のアンモニア水を加えると，溶解して深青色の溶液となる。

$$Cu(OH)_2 + 4NH_3 \longrightarrow [Cu(NH_3)_4]^{2+} + 2OH^-$$

B（正） Al^{3+} を含んだ水溶液に，少量の塩基を加えると，$Al(OH)_3$ の白色ゲル状沈殿を生成する。この沈殿に過剰の NaOH 水溶液を加えると，溶解して無色の溶液となる。

$$Al(OH)_3 + NaOH \longrightarrow Na[Al(OH)_4]$$

このように両性金属の水酸化物は，過剰の NaOH 水溶液に溶解する。

C（誤） KSCN 水溶液を加えて血赤色溶液になるのは，Fe^{3+} である。

D（正） Zn^{2+} を含んだ水溶液に，少量の塩基を加えると，$Zn(OH)_2$ の白色ゲル状沈殿を生成する。この沈殿に過剰のアンモニア水溶液を加えると，溶解して無色の溶液となる。

$$Zn(OH)_2 + 4NH_3 \longrightarrow [Zn(NH_3)_4]^{2+} + 2OH^-$$

このように Zn や Cu の水酸化物，Ag の酸化物は，過剰のアンモニア水に溶解する。

E（正） Ag^+ や Pb^{2+} は，Cl^- と反応することで白色沈殿($AgCl$，$PbCl_2$)を生じる。

Ⅳ

〔解答〕

問1	16	C
問2	17	D
問3	18	B
問4	19	D
問5	20	E

〔出題者が求めたポイント〕

イオン結晶，状態図，ボイルの法則，分圧の法則，コロイドの性質，ダニエル電池

〔解答のプロセス〕

問1 X は単位格子の中に原子の球全体が収まっているので，単位格子内の原子の個数は，$1 \times 4 = 4$

Y は単位格子の真ん中に1個と頂点に原子が位置しているので，単位格子内の個数は，$1 + \dfrac{1}{8} \times 8 = 2$

よって，組成式は $X_4Y_2 = X_2Y_1$ となる(1は省略する)。

問2 三重点を T とした水の状態図は次のようになる。

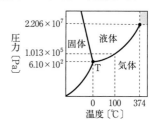

C（正） 気体とも液体とも区別のつかない状態(上図の網掛け部分)を超臨界状態と呼び，超臨界状態にある物質を超臨界流体という。

D（誤） 固体と気体の境界線なので，昇華曲線である。

※Cの選択肢は超臨界流体ではなく，超臨界状態が用語として正しいが，Dが明らかに誤りなので，Dを選ぶことになる。

問3 混合気体中の窒素の分圧を P_{N_2}[Pa]，水素の分圧を P_{H_2}[Pa]とおく。温度が一定なので，各気体についてボイルの法則が適用できる。

混合後の気体の体積は 5.0L となるので，

N_2 について：$3.0 \times 10^5 \times 3.0 = P_{N_2} \times 5.0$

H_2 について：$6.0 \times 10^5 \times 2.0 = P_{H_2} \times 5.0$

よって $P_{N_2} = 1.8 \times 10^5$ Pa，$P_{H_2} = 2.4 \times 10^5$ Pa

混合気体の全圧 P[Pa]は，各成分気体の分圧の和に等しいから

$$\begin{aligned}P &= P_{N_2} + P_{H_2} = 1.8 \times 10^5 + 2.4 \times 10^5 \\ &= 4.2 \times 10^5 \text{Pa}\end{aligned}$$

問4 A（誤） セッケンを水に溶かすと，多数の分子が集合(会合)したコロイド粒子になる。このようなコロイドを会合コロイドという。

B（誤） コロイド溶液に横から光を当てると，光の進路が輝いて見える。この現象をチンダル現象という。

C（誤） 半透膜を小さい分子やイオンが通り抜けて移動することを透析という。コロイド粒子はその大きさのため，半透膜を透過できないので，外に移動できず，小さな粒子が外に移動する。

D（正） 親水コロイド中のコロイド粒子は水分子によって水和され，安定に分散しているため，少量の電解質を加えても凝析しない。しかし，多量の電解質を用いることで，水和している水分子が引き離されるので，コロイド粒子を沈殿させることができる。この現象を塩析という。

E（誤） 疎水コロイドに親水コロイドを加えると，凝析しにくくなることがある。これは，疎水コロイドの粒子が親水コロイドの粒子に囲まれると安定化し，少量の電解質では沈殿しなくなるためである。このようなはたらきをする親水コロイドを，保護コロイドという。

問5 ダニエル電池の各極の反応式は次のとおりである。

[負極] $Zn \longrightarrow Zn^{2+} + 2e^-$ （酸化）

[正極] $Cu^{2+} + 2e^- \longrightarrow Cu$ （還元）

A（誤）　素焼き板に空いている小さな穴を通って，陰イオンが負極側へ，陽イオンが正極側へ向かって移動する。

B（誤）　負極が亜鉛板，正極が銅板である。

C（誤）　Zn が負極活物質，Cu^{2+} が正極活物質としてはたらく。

D（誤）　上の反応式より亜鉛は e^- を放出する。

E（正）　正極では，Cu^{2+} が消費されるので，濃度が高いほうが放電時間は長くなる。

Ⅴ

〔解答〕

問1　21　D
問2　22　E
問3　23　A
問4　24　H
問5　25　A

〔出題者が求めたポイント〕

有機化合物の性質，有機化合物の反応，ベンゼンとシクロヘキサンの性質

〔解答のプロセス〕

問1 A（正）　有機化合物を構成する元素は，おもに C, H, O, N などである。よって，完全燃焼すると CO_2 を生成する。

D（誤）　共有結合をつなぎ変えるのには大きな活性化エネルギーが必要なため，一般的には反応速度は小さい。

問2 A（正）　不安定で，ケトンやアルデヒドに変化する（ケト-エノール互変異性）。

例：

$$CH \equiv CH + H_2O \xrightarrow{HgSO_4} \left[\begin{array}{c} H \\ C=C \\ H \end{array} \begin{array}{c} OH \\ H \end{array} \right] \longrightarrow CH_3-C-H$$

ビニルアルコール　　　アセトアルデヒド

B（正）　ベンゼン環に結合した炭化水素基（側鎖）は酸化されると，炭素数に関係なくカルボキシ基に変化する。

D（正）

ニトロベンゼン $\xrightarrow[還元]{Sn, HCl}$ アニリン塩酸塩 $\xrightarrow{NaOH}$ アニリン

E（誤）　第一級アルコールを酸化するとアルデヒド，さらに酸化されるとカルボン酸となる。また，第二級アルコールを酸化するとケトンが得られる。

問3 ア　次のように脱水反応が起こる。

$$\begin{array}{c} H \ OH \\ H-C-C-H \\ H \ H \end{array} \xrightarrow[160\sim170℃]{濃硫酸} \begin{array}{c} H \\ C=C \\ H \end{array} \begin{array}{c} H \\ H \end{array} + H_2O$$

エタノール　　　　エチレン

この反応は縮合反応ともいうことができるので，D のエステル化と同じ種類である。

イ　十酸化四リンは脱水剤としてはたらき，酢酸2分

子から酸無水物である無水酢酸が生じる。同様に水がとれて，酸無水物をつくる反応はEである。

ウ　二クロム酸カリウムにより酸化される。

$$\begin{array}{c} CH_3-CH-CH_3 \\ OH \end{array} \xrightarrow{酸化} \begin{array}{c} CH_3-C-CH_3 \\ O \end{array}$$

2-プロパノール　　　　アセトン

同様の酸化反応はBの反応である。

エ　ヒドロキシ基の H と Na が入れ替わる置換反応が起こる。同様の反応はCである。

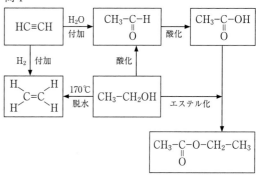

メタン　　クロロメタン　　　ジクロロメタン
　　　　（塩化メチル）　　　（塩化メチレン）

トリクロロメタン　　　テトラクロロメタン
（クロロホルム）　　　（四塩化炭素）

Aは付加反応なので，ア～エのどの反応にも該当しない。

問4

$$HC \equiv CH \xrightarrow[付加]{H_2O} \begin{array}{c} CH_3-C-H \\ O \end{array} \xrightarrow{酸化} \begin{array}{c} CH_3-C-OH \\ O \end{array}$$

アセチレンからアセトアルデヒド（ア）を生成する反応は，問2 A例の反応を参照。

エタノール（ウ）からエチレン（イ）を生成する反応は，問3 アの反応を参照。

問5 A　ベンゼンは鉄触媒によって次のような置換反応を起こすため光を照射しても置換反応は起こらない。

ベンゼン $+ Cl_2 \xrightarrow{鉄粉}$ クロロベンゼン $+ HCl$

シクロヘキサンは，アルカンであるため，問3 エと同様の置換反応が起こる。

B　ベンゼンはすべての原子が同一平面上にある。シクロヘキサンは正六角形の構造式で表されるが，実際には平面構造ではなく，右図のようないす形構造をとる。

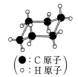

（●：C 原子）
（○：H 原子）

C　ベンゼンにもシクロヘキサンにも当てはまる。

D　ベンゼンの炭素原子間の結合の長さや性質はすべて同等である。シクロヘキサンの炭素原子は全て単結合で構成されるので長さは等しい。よって，どちらにも当てはまる。

E　ベンゼンには C=C 結合が存在するが，付加反応はほとんど進行せずに置換反応が進行する。また，シクロヘキサンにも C=C はないため付加反応は起こさない。

2020.11.28 神戸学院大学

「英語・化学」解答用紙

対象学部・学科

学　部	学　科
薬	薬

フリガナ

氏　名

受　験　番　号　欄

（受験番号を記入し、その下のマーク欄にマークしてください）

| 百万位 | 十万位 | 万位 | 千位 | 百位 | 十位 | 一位 |

欠席者マーク　　○　　← 監督者記入

（5150）

基礎的な適性調査（英語）に関する内容

解答番号	解答欄	解答番号	解答欄	解答番号	解答欄
1		16		31	
2		17		32	
3		18		33	
4		19		34	
5		20		35	
6		21		36	
7		22		37	
8		23		38	
9		24		39	
10		25		40	
11		26		41	
12		27		42	
13		28		43	
14		29			
15		30			

基礎的な適性調査（化学）に関する内容

解答番号	解答欄	解答番号	解答欄
1		14	
2		15	
3		16	
4		17	
5		18	
6		19	
7		20	
8		21	
9		22	
10		23	
11		24	
12		25	
13			

この解答用紙は124%に拡大すると、ほぼ実物大になります。

令和2年度

問　題　と　解　答

英 語

問題
（2科目　90分）

11月23日試験

2年度

Ⅰ　各問に答えよ。（16点）

問1　|1|〜|4|において，下線部の発音が他と**異なるもの**を，それぞれの**A〜D**のうちから
1つ選べ。

|1|　A　v<u>i</u>tal　　　　B　v<u>i</u>sion　　　　C　v<u>io</u>let　　　　D　v<u>i</u>ce

|2|　A　pl<u>ea</u>sure　　B　cl<u>ea</u>n　　　　C　str<u>ea</u>m　　　D　p<u>ea</u>ch

|3|　A　r<u>oa</u>d　　　　B　abr<u>oa</u>d　　　C　c<u>oa</u>t　　　　D　b<u>oa</u>t

|4|　A　atta<u>ch</u>　　　B　<u>ch</u>orus　　　C　<u>ch</u>urch　　　D　<u>ch</u>illy

問2　|5|〜|8|において，最も強く読む音節の位置が他と**異なるもの**を，それぞれの**A〜D**の
うちから1つ選べ。

|5|　A　car-rot　　　B　com-fort　　　C　per-cent　　　D　dis-trict

|6|　A　or-gan-ic　　B　to-geth-er　　C　ac-tu-al　　　D　for-get-ful

|7|　A　sus-pend　　B　oc-cur　　　　C　be-lieve　　　D　o-cean

|8|　A　pol-i-ti-cian　B　ec-o-nom-ics　C　pho-to-graph-ic　D　in-ter-est-ing

II 各問に答えよ。(32点)

問1 9 ～ 16 において，空所を満たすのに最も適切なものを，それぞれのA～Dのうちから1つ選べ。

9 He [＿＿＿] if he had worked very hard.

A should fail   B were to fail
C would have failed   D would not have failed

10 We have been keeping in [＿＿＿] for many years by e-mail.

A mind   B touch   C ourselves   D each other

11 My parents asked me to [＿＿＿] the dog during their trip to Hawaii.

A look into   B look after   C take care   D take after

12 Similar accidents happened one [＿＿＿] another last week.

A by   B for   C after   D on

13 Mary and I are [＿＿＿] the problem in order to find a good solution.

A discussing   B talking   C complaining   D saying

14 English dictionaries usually list words in alphabetical [＿＿＿].

A line   B direction   C place   D order

15 Since you were in the wrong, you [＿＿＿] to have apologized to her.

A ought   B had   C were able   D should

16 News has arrived [＿＿＿] the number of foreign tourists is increasing.

A which   B those   C that   D where

問2　[17]～[24]　次の日本文の意味を表すように(1)～(4)それぞれの**A**～**G**を最も適切な順序に並べかえたとき，**3番目**と**5番目**にくるものを選べ。

(1)　スーツを着ないで顧客の信頼を得ることは，とても難しいです。

It is very ☐ ☐ [17] ☐ [18] ☐ ☐ .

A　your customers　　**B**　if　　　　　　**C**　the respect of　　**D**　you aren't

E　difficult　　　　　**F**　to earn　　　　**G**　wearing a suit

(2)　午後には，顔に日差しの暖かさを感じられます。

In the afternoon, you can ☐ ☐ [19] ☐ [20] ☐ ☐ .

A　face　　　　　　　**B**　the warmth　　**C**　of　　　　　　　**D**　feel

E　the sun　　　　　 **F**　your　　　　　 **G**　on

(3)　出席者の3割が，その計画を承認しました。

Thirty percent of ☐ ☐ [21] ☐ [22] ☐ ☐ .

A　present　　　　　 **B**　those　　　　　**C**　the project　　　**D**　gave

E　their approval　　**F**　to　　　　　　 **G**　who were

(4)　トムはしばしば，言葉や行動で他人を怒らせることがありました。

Tom ☐ ☐ [23] ☐ [24] ☐ ☐ .

A　with　　　　　　　**B**　or actions　　 **C**　others　　　　　**D**　would often

E　make　　　　　　 **F**　his words　　　**G**　angry

Ⅲ 次の会話文を読んで，各問に答えよ。(16点)

Two people are talking about influenza in the office.

Caitlin : Hi Liam.　Hey, what's wrong?　You look pretty tired.　Are you feeling OK?

　Liam : Actually, I feel 　ア　 terrible.　I didn't sleep well last night, and this morning
　　　　I 　イ　 up with a painful throat.

Caitlin : That's too bad.　Do you have a fever?

　Liam : Fortunately, it is just a slight one.　I took my temperature and it was 37.2 ℃.　However,
　　　　I have a cough and my whole body feels 　ウ　.

Caitlin : With symptoms like those, it sounds like you might have the flu.　Did you get a flu
　　　　shot 　エ　 year?

　Liam : No, I didn't.　I've been too busy to go to the doctor's office, plus since I don't have
　　　　insurance, I would have to pay a high doctor's fee.　I also have heard that the medicine
　　　　sometimes doesn't work.

Caitlin : That is sometimes true, since each year the type of flu changes a bit, but usually having a
　　　　flu shot helps make the illness less of a problem.　Plus, it shortens the length of time you
　　　　feel bad.　Just that makes it worth the small investment in time and money.

　Liam : So, should I go get a flu shot today?

Caitlin : Well, once you are sick, the shot won't do much for you.　Most people get the shot just
　　　　before the flu season begins.　But it might still be a good idea to visit the doctor anyway,
　　　　since there are medicines she can give you in order to make you feel better.　Be sure to
　　　　wear a mask though, since there will be other people there as well who are sick.

問1　25　空所　ア　を満たすのに最も適切なものを，A～Dのうちから1つ選べ。
　A　absolutely　　　B　understandably　　　C　justly　　　D　normally

問2　26　空所　イ　を満たすのに最も適切なものを，A～Dのうちから1つ選べ。
　A　wake　　　B　woke　　　C　waken　　　D　waked

問3　27　空所　ウ　を満たすのに最も適切なものを，A～Dのうちから1つ選べ。
　A　fine　　　B　sore　　　C　unhappy　　　D　energetic

問4　28　空所　エ　を満たすのに最も適切なものを，A～Dのうちから1つ選べ。
　A　that　　　B　then　　　C　this　　　D　the

問5 　 29 　 When is the best time to get a flu shot?

    A　Before the flu season.

    B　During the flu season.

    C　After the flu season.

    D　Never.

問6 　 30 　 How does Liam feel about the cost of the flu shot?

    A　He thinks it is cheap.

    B　He thinks it is expensive.

    C　He wants to pay the fee.

    D　He wants Caitlin to pay for him.

問7 　 31 　 What advice did Liam get from Caitlin?

    A　She said he should go home.

    B　She thought he should get a flu shot immediately.

    C　She suggested he see a doctor.

    D　She suggested he stay in the office.

問8 　 32 　 What are Liam's problems?

    A　He has a fever and a cough.

    B　He is tired and hungry.

    C　He is in debt.

    D　He is feeling better now.

Ⅳ　次の英文を読んで，各問に答えよ。(21点)

　　Orsay Museum in France 　ア 　 world-famous works by artists such as Vincent van Gogh, Paul Gauguin, Édouard Manet and Claude Monet.　　Some paintings by van Gogh and Gauguin clearly show that they studied Japanese prints, and Japanese paintings contributed to the development of their own styles.　　Also, Manet makes effective use of *Ukiyoe* works as a background of 'Portrait of Émile Zola' as well as van Gogh's work 'Portrait of Père Tanguy.'　　Monet owned plenty of *Ukiyoe* at home, and adopted Japanese elements in part of his garden.　　It is repeatedly reported on TV programs that he regarded the Japanese garden as a resource for his creative activities.

　　All the above artists have been inspired by Japanese paintings.　　When I interviewed French visitors to the museum, one said, "The artists created something novel by <u>absorbing</u> different elements such as asymmetric composition, transparent and bright color into their works and mixing them.　　That's what all artists should aim at."　　Another said, "It's wonderful to establish one's own style by combining different elements."

　　Japanese people have called themselves people who are good at imitating foreign cultures.　　Even when they have improved on the original works, they have modestly mentioned that the activity is imitation, not creation.　　In 　ウ 　 these Japanese self-humiliating remarks, French people consider improving on original works as a wonderful, creative activity, and proudly state that the artists' talents have flowered.

　　Nowadays there is a flood of information available, so it is not easy to engage 　エ 　 creative activities.　　The trend in the future for creative activities, as French people pointed out, is probably to absorb unique elements actively from foreign cultures and combine these different elements.　　Japanese people have to start to publicly state that this is a creative action.　　At the same time, it is time that Japanese people properly evaluate the excellent traditional values of their culture rather than depend on non-Japanese judgments, and share these values with the world.

Junko Kobayashi (2019) Coping with Globalization を参考に作成

（注）　asymmetric：非対称の　　　　imitate：模倣する　　　modestly：控えめに
　　　　self-humiliating：謙遜した　　　evaluate：評価する

問1　 33 　空所 　ア 　を満たすのに最も適切なものを，A〜Dのうちから1つ選べ。
　　A　exists　　　　　　B　exports　　　　　C　exhibits　　　　　D　expects

問2　 34 　下線部 (イ) の意味に最も近いものを，A〜Dのうちから1つ選べ。
　　A　checking out　　　B　taking in　　　　C　looking after　　　D　making for

問3 | 35 | 空所 | ウ | を満たすのに最も適切なものを，**A〜D**のうちから**1つ**選べ。

    A case of   **B** terms of   **C** order to   **D** contrast to

問4 | 36 | 空所 | エ | を満たすのに最も適切なものを，**A〜D**のうちから**1つ**選べ。

    A in   **B** for   **C** to   **D** on

問5 | 37 | 次の書き出しに続く最も適切なものを，**A〜D**のうちから**1つ**選べ。

One of the French visitors to the museum viewed the use of different elements _____ .

    A positively because novel works can be created

    B positively because variety should be valued

    C negatively because the originality would be lost

    D negatively because it is difficult to balance them

問6 | 38 | 本文の内容に合致するものを，**A〜D**のうちから**1つ**選べ。

    A French artists paid attention only to Western arts.

    B French artists paid attention only to ancient works.

    C Japanese people consider the improvement of the original works as a kind of creation.

    D Japanese people consider the improvement of the original works as just imitation.

Ⅴ 以下の**A～E**の英文は，本来は**Aの部分から始まる**一つのまとまった文章だが，設問のために**B～E**
は順序がばらばらになっている。**B～E**を正しく並べかえたとき，設問 | 39 | ～ | 43 | に**該当する
記号**を答えよ。なお，次に続くものがなく，それ自身が文章の最後になる場合には，**J**をマークせよ。(15点)

| 39 | **A**の次に続くもの
| 40 | **B**の次に続くもの
| 41 | **C**の次に続くもの
| 42 | **D**の次に続くもの
| 43 | **E**の次に続くもの

A Low-cost carriers are airline companies that offer low airfares. To realize this, the companies charge extra money for most in-flight services, such as meals, drinks and movies. Many of these airlines also add seats to the plane, so the space between rows is less.

B Noticing the success of such carriers in Europe, Asian airlines started to introduce their own low-cost carriers in order to supply the growing number of middle-class people who wanted to travel between major cities in Asia.

C The low-cost airline business really increased towards the end of the 20th century, as companies realized that there was a huge market for short flights between various European cities. People did not need a fancy seat, free baggage allowances and meals if they were only going to be on the plane for an hour or so.

D The first low-cost carrier began in the United Kingdom and flew between New York and London. The prices were much lower than what the regular airlines were charging, and it was popular with students and backpackers.

E The growth of the number of airports in Asia has also made this possible, and most large cities now have more terminals at international airports to accommodate both regular and low-cost airlines.

化　学

問題
(2科目　90分)

$\boxed{\text{11月23日試験}}$

2年度

　次の $\boxed{\text{I}}$ ～ $\boxed{\text{V}}$ の各設問の解答を，指示に従ってそれぞれの解答群（**A**，**B**，**C**，…）のうちから選んで解答用紙にマークせよ。

　必要があれば，定数および原子量は次の値を用いよ。標準状態は，0℃，1.0×10^5 Pa とする。なお，問題文中の体積の単位記号Lは，リットルを表す。

　（定　数）気体定数　　　　$R = 8.3 \times 10^3$ Pa·L/(K·mol)

　　　　　　ファラデー定数　$F = 9.65 \times 10^4$ C/mol

　　　　　　アボガドロ定数　$N_A = 6.0 \times 10^{23}$/mol

　（原子量）H　1.0　　　He　4.0　　　C　12　　　N　14　　　O　16　　　F　19　　　Ne　20

　　　　　　Na　23　　　Mg　24　　　Al　27　　　S　32　　　Cl　35.5　　　K　39　　　Ar　40

　　　　　　Ca　40　　　Mn　55　　　Fe　56　　　Cu　64　　　Zn　65　　　Br　80　　　Ag　108

　　　　　　I　127　　　Ba　137　　　Pb　207

$\boxed{\text{I}}$　次の**問1**～**問5**に答えよ。（20点）

問1　$\boxed{\text{1}}$　日常の生活で利用されている化学物質に関する次の記述**A**～**E**のうちから，**誤りを含むもの**を**1つ**選べ。

　A　アルミニウムは，鉱石から製錬すると大量のエネルギーが必要なため，リサイクルが推奨されている。

　B　塩素は，有毒な気体であるが，水道水の殺菌に利用されている。

　C　洗剤は，界面活性剤の親水基を内側にして油汚れを包み込むことで洗浄作用を発揮する。

　D　緑茶飲料には，酸化による品質低下を防ぐために，ビタミンCが添加されているものがある。

　E　陶磁器やガラスは，セラミックスとよばれ，硬く，耐熱性に優れている。

問2　$\boxed{\text{2}}$　次の記述**A**～**E**のうちから，下線部が単体ではなく元素を示しているものを**1つ**選べ。

　A　骨には<u>カルシウム</u>が含まれている。

　B　空気中には<u>窒素</u>が多く含まれている。

　C　<u>酸素</u>は，呼吸により体内にとりこまれる。

　D　塩素の酸化力は<u>臭素</u>の酸化力より強い。

　E　アンモニアは，<u>水素</u>と窒素から合成できる。

問3　☐3☐　次の**現象**に最も関係の深い状態変化を，下の**A～E**のうちから**1つ**選べ。

　現象：冬の屋外に面したガラス窓の内側に，水滴がつく。

　　A　融解　　　**B**　凝固　　　**C**　昇華　　　**D**　蒸発　　　**E**　凝縮

問4　☐4☐　次の**A～E**のうちから，Ar と同じ電子配置をもつイオンを**1つ**選べ。

　　A　S^{2-}　　　**B**　Li^+　　　**C**　Mg^{2+}　　　**D**　O^{2-}　　　**E**　Br^-

問5　☐5☐　次の**A～E**のうちから，式量ではなく分子量を用いるのが適切な物質を**1つ**選べ。

　　A　塩化ナトリウム　　　　**B**　黒鉛　　　　　**C**　塩化水素

　　D　水酸化カルシウム　　　**E**　硫酸アンモニウム

Ⅱ 次の問1～問5に答えよ。(20点)

問1 | 6 | ベーキングパウダー(主成分は炭酸水素ナトリウム)4.5gを加熱すると，標準状態で0.56Lの二酸化炭素が発生した。ベーキングパウダーに含まれる炭酸水素ナトリウムの割合(質量パーセント)は何%か。次の数値A～Eのうちから，適切なものを1つ選べ。ただし，加熱によって主成分はすべて反応し，それ以外の物質は反応しないものとする。

A 91   B 93   C 95   D 97   E 99

問2 | 7 | マグネシウムは，次の化学反応式に従って，酸化マグネシウムを生成する。

$$2\,Mg + O_2 \longrightarrow 2\,MgO$$

マグネシウム2.4gと体積V[L]の酸素を反応させたとき，質量m[g]の酸化マグネシウムが生じた。Vとmの関係を示すグラフとして適切なものを，次のA～Fのうちから1つ選べ。ただし，酸素は標準状態における体積とする。

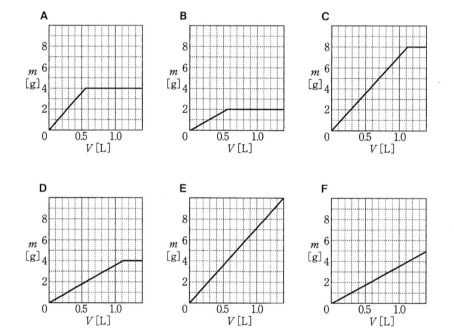

問3 | 8 | 次の化学反応式A～Eのうちから，下線をつけた物質が酸としてはたらくものを1つ選べ。

A $CH_3COOH + \underline{H_2O} \rightleftharpoons CH_3COO^- + H_3O^+$

B $NH_3 + \underline{H_2O} \rightleftharpoons NH_4^+ + OH^-$

C $\underline{CO_3^{2-}} + H_2O \rightleftharpoons HCO_3^- + OH^-$

D $HSO_4^- + \underline{H_2O} \rightleftharpoons SO_4^{2-} + H_3O^+$

E $HNO_3 + \underline{H_2O} \rightleftharpoons NO_3^- + H_3O^+$

問4 ┃ 9 ┃ ある濃度の塩酸を水で 100 倍希釈し，その希塩酸 10 mL を，0.020 mol/L の水酸化ナトリウム水溶液で滴定したところ，中和までに 15 mL を要した。希釈前の塩酸の濃度は何 mol/L か。次の数値 A～E のうちから，適切なものを 1 つ選べ。

A 0.30   B 0.60   C 1.5   D 2.4   E 3.0

問5 ┃ 10 ┃ 3 種類の金属ア～ウについて，次の実験 I，II を行った。金属ア～ウをイオン化傾向の大きい順に並べたものを，下の A～F のうちから 1 つ選べ。

実験 I 金属アおよびウは希塩酸と反応して水素を発生した。金属イは反応しなかった。
実験 II 金属ウの硝酸塩水溶液に金属アを入れたところ，金属アの表面に金属ウが析出した。

A ア ＞ イ ＞ ウ   B ア ＞ ウ ＞ イ   C イ ＞ ア ＞ ウ
D イ ＞ ウ ＞ ア   E ウ ＞ ア ＞ イ   F ウ ＞ イ ＞ ア

Ⅲ　次の問1〜問5に答えよ。（20点）

問1　　11　　次の図に示した装置を用いて，塩化アンモニウムと水酸化カルシウムの混合物を加熱し，

気体の発生・捕集を行った。この実験に関する下の記述 A〜E のうちから，**誤りを含むもの**を**1つ**選べ。

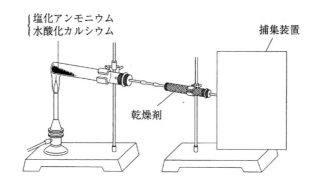

A　発生した気体は，上方置換で捕集する。

B　乾燥剤としては，塩化カルシウムが適している。

C　捕集した気体は，刺激臭をもち，無色である。

D　捕集した気体に，濃塩酸をつけたガラス棒を近づけると，白煙が生じる。

E　捕集した気体を水に溶かし，フェノールフタレイン溶液を加えると，赤色になる。

問2　　12　　次の表に示した**ア〜ウ**のグループには，その性質には当てはまらない元素がそれぞれ1つ

含まれている。各グループの性質に**当てはまらない**元素の組合せとして適切なものを，下の**A〜J**の

うちから**1つ**選べ。

	ア	イ	ウ
性質	単体は室温で気体	非金属の典型元素	同一周期の元素
元素	F, H, I, N, Ne	B, Br, S, Si, Sn	Al, Ar, Cl, K, Mg

	A	B	C	D	E	F	G	H	I	J
ア	Ne	Ne	I	I	F	F	H	H	N	N
イ	B	Si	Sn	S	Br	B	Si	Sn	S	Br
ウ	Ar	Cl	K	Mg	Al	Ar	Cl	K	Mg	Al

問3 | 13 | Cu^{2+}，Al^{3+}，Ba^{2+}，Zn^{2+} のいずれか1種類のイオンを含む水溶液**ア**～**エ**がある。これらを用いて次の**操作Ⅰ**，**Ⅱ**を行った。**ア**～**エ**に含まれている金属イオンの組合せとして適切なものを，下の**A**～**H**のうちから**1つ**選べ。

操作Ⅰ 少量の水酸化ナトリウム水溶液を加えると，**ア**，**イ**，**ウ**では沈殿が生じたが，**エ**では生じなかった。さらに過剰に水酸化ナトリウム水溶液を加えると，**ア**と**イ**では沈殿が溶けた。

操作Ⅱ 少量のアンモニア水を加えると，**ア**，**イ**，**ウ**では沈殿が生じたが，**エ**では生じなかった。さらに過剰にアンモニア水を加えると，**ア**と**ウ**では沈殿が溶けた。

	ア	イ	ウ	エ
A	Zn^{2+}	Al^{3+}	Cu^{2+}	Ba^{2+}
B	Zn^{2+}	Al^{3+}	Ba^{2+}	Cu^{2+}
C	Zn^{2+}	Cu^{2+}	Al^{3+}	Ba^{2+}
D	Zn^{2+}	Ba^{2+}	Cu^{2+}	Al^{3+}
E	Al^{3+}	Zn^{2+}	Cu^{2+}	Ba^{2+}
F	Al^{3+}	Zn^{2+}	Ba^{2+}	Cu^{2+}
G	Al^{3+}	Cu^{2+}	Zn^{2+}	Ba^{2+}
H	Al^{3+}	Ba^{2+}	Cu^{2+}	Zn^{2+}

問4 | 14 | 硫酸銅(Ⅱ)五水和物に関する次の記述**A**～**E**のうちから，**誤りを含むもの**を**1つ**選べ。

A 結晶を加熱すると，水和水を失い，白色粉末状の無水物になる。

B 水溶液に水酸化ナトリウム水溶液を加えると，青白色の沈殿が生じる。

C 水溶液に過剰のアンモニア水を加えると，深青色の溶液になる。

D 水溶液に鉄粉を入れると，銅が析出する。

E 水溶液に硫化水素を通じると，白色の沈殿が生じる。

問5 | 15 | 次の**A**～**E**のうちから，硫酸を用いた化学反応と，その反応に利用されている硫酸の性質の組合せとして適切なものを**1つ**選べ。

	硫酸を用いた化学反応	硫酸の性質
A	ギ酸に濃硫酸を加えて加熱すると，一酸化炭素が発生する。	強酸性
B	銀に濃硫酸を加えて加熱すると，二酸化硫黄が発生する。	酸化作用
C	塩化ナトリウムに濃硫酸を加えて加熱すると，塩化水素が発生する。	吸湿性
D	濃硫酸に湿った二酸化炭素を通すと，乾いた二酸化炭素が得られる。	脱水作用
E	亜鉛に希硫酸を加えると，水素が発生する。	不揮発性

Ⅳ 次の問1～問5に答えよ。（20点）

問1 　16　 次の図は，塩化ナトリウムの結晶の単位格子を表している。この結晶に関する下の記述
　　A～Eのうちから，**誤りを含むもの**を1つ選べ。

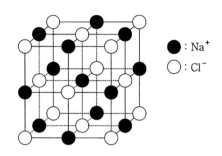

● ： Na^+

○ ： Cl^-

A　イオン結合からなる結晶である。

B　単位格子内に含まれる Na^+ と Cl^- は，いずれも4個である。

C　Na^+ のみに注目すると，面心立方格子と同じ配置になっている。

D　1個の Na^+ に最も近い距離にある Na^+ は8個である。

E　Cl^- どうしは接していない。

問2 | 17 | 次の図は，ジエチルエーテルとエタノール，水の蒸気圧曲線を示したものである。これに関する下の記述A〜Eのうちから，**誤りを含むもの**を1つ選べ。

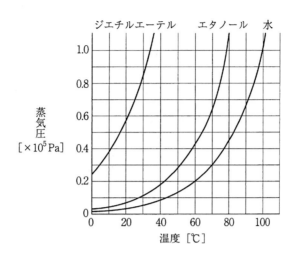

A　外圧が$0.6×10^5$ Pa のとき，ジエチルエーテルの沸点は，およそ21℃である。

B　30℃において最も蒸気圧が大きいのは，ジエチルエーテルである。

C　分子間力の大きい順に並べると，ジエチルエーテル＞エタノール＞水となる。

D　エタノールを密閉容器に封入し，温度を80℃，圧力を$0.6×10^5$ Pa にすると，エタノールはすべて気体として存在する。

E　水を密閉容器に封入し，60℃で平衡状態に達したときの容器内の圧力は$0.2×10^5$ Pa である。

問3 | 18 | 二価の金属イオンが含まれる水溶液に，0.25 A の電流を9分39秒間流した。電流を流す前後の陰極の質量をはかったところ，48 mg 増加していた。その金属の原子量として適切なものを，次の数値A〜Eのうちから1つ選べ。

A　27　　　B　32　　　C　59　　　D　64　　　E　128

問4 | 19 | 黒鉛1 mol からダイヤモンド1 mol ができるときの反応熱は，−1 kJ である。黒鉛が完全燃焼するときの燃焼熱が394 kJ であるとき，ダイヤモンドの燃焼熱[kJ]として適切なものを，次の数値A〜Fのうちから1つ選べ。

A　197　　　B　198　　　C　393　　　D　395　　　E　786　　　F　790

問5　20　密閉された注射器の中に，$2\,NO_2 \rightleftharpoons N_2O_4$ の平衡状態に達した二酸化窒素と四酸化二窒素の混合気体が入っている。温度を一定に保ちながら，次の図のようにピストンをすばやく手で押し下げて圧力をかけた。このときの注射器内の状態に関する下の記述 A 〜 E のうちから，適切なものを1つ選べ。

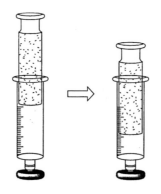

A　無色から，しだいに赤褐色に変わる。

B　赤褐色がさらに濃くなる。

C　赤褐色がしだいに無色に変わる。

D　赤褐色が一時的に薄くなるが，その後濃くなる。

E　赤褐色が一時的に濃くなるが，その後薄くなる。

Ⅴ　次の問1〜問5に答えよ。（20点）

問1　|　21　|　次の記述A〜Eのうちから，有機化合物の性質として**誤りを含むもの**を1つ選べ。

A　構成元素の種類は少ないが，化合物の種類は非常に多い。

B　可燃性の化合物が多く，完全燃焼すると，二酸化炭素などを生じる。

C　無機化合物に比べて，融点と沸点が高い。

D　多くは共有結合からなり，非電解質であるものが多い。

E　無機化合物の反応よりも反応速度が遅く，加熱や触媒を必要とするものが多い。

問2　|　22　|　アルケンXに臭素を付加させたところ，アルケンXの2.9倍の分子量をもつ生成物が得られた。アルケンXの分子式として適切なものを，次のA〜Eのうちから1つ選べ。

A　C_3H_6　　　B　C_4H_8　　　C　C_5H_{10}　　　D　C_6H_{12}　　　E　C_7H_{14}

問3　|　23　|　分子式 $C_5H_{12}O$ で表されるアルコールには，8種類の構造異性体が存在する。これらのうち，次のア〜ウのいずれにも**当てはまらないもの**を，下のA〜Hのうちから1つ選べ。

ア　酸化すると，アルデヒドが生じる。

イ　ヨードホルム反応を示す。

ウ　分子内脱水反応により生じるアルケンには，シス-トランス異性体が存在する。

A
$CH_3CH_2CH_2CH_2CH_2-OH$

B
OH
$CH_3CH_2CH_2CHCH_3$

C
OH
$CH_3CH_2CHCH_2CH_3$

D
OH
$CH_3CCH_2CH_3$
CH_3

E
OH
$CH_3CHCHCH_3$
CH_3

F
$CH_3CHCH_2CH_2-OH$
CH_3

G
CH_3
CH_3CCH_2-OH
CH_3

H
$CH_3CH_2CHCH_2-OH$
CH_3

問4 　24 　アニリン，安息香酸，フェノールをジエチルエーテルに溶かした混合溶液を，次の図に従って分離した。**ア〜ウ**に当てはまる化合物の組合せとして適切なものを，下の**A〜F**のうちから**1つ**選べ。

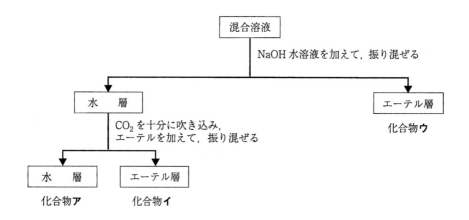

	ア	イ	ウ
A	アニリン	安息香酸	フェノール
B	アニリン	フェノール	安息香酸
C	安息香酸	アニリン	フェノール
D	安息香酸	フェノール	アニリン
E	フェノール	アニリン	安息香酸
F	フェノール	安息香酸	アニリン

問5 　25 　芳香族炭化水素に関する次の記述**A〜E**のうちから，適切なものを**1つ**選べ。

A 　ベンゼンに塩素を十分に反応させて得られる生成物には，防虫剤として用いられる無色の結晶がある。

B 　キシレンに濃硝酸と濃硫酸の混合物を作用させると，爆薬として用いられる TNT の結晶が得られる。

C 　ベンゼン分子は C＝C 結合を含むため，付加反応により他の原子や原子団が結合しやすい。

D 　アニリンは昇華性のある無色の結晶で，合成樹脂や染料などの原料に用いられる。

E 　ベンゼンに紫外線をあてながら水素を作用させると，シクロヘキサンを生じる。

英　語

解答　　　　　2年度

I

〔解答〕

問1

　1　B　　2　A　　3　B　　4　B

問2

　5　C　　6　C　　7　D　　8　D

〔出題者が求めたポイント〕

問1

　1　vital[ai] / vision[i] / violet[ai] / vice[ai]
　2　pleasure[e] / clean[i:] / stream[i:] / peach[i:]
　3　road[ou] / abroad[ɔ:] / coat[ou] / boat[ou]
　4　attach[tʃ] / chorus[k] / church[tʃ] / chilly [tʃ]

問2

　5　cár-rot / cóm-fort / per-cént / dís-trict
　6　or-gán-ic / to-géth-er / ác-tu-al / for-gét-ful
　7　sus-pénd / oc-cúr / be-liéve / ó-cean
　8　pol-i-tí-cian / ec-o-nóm-ics / pho-to-gráph-ic / ín-ter-est-ing

II

〔解答〕

問1

　9　D　　10　B　　11　B　　12　C
　13　A　　14　D　　15　A　　16　C

問2

　17　C　　18　B
　19　C　　20　G
　21　A　　22　E
　23　C　　24　A

〔出題者が求めたポイント〕

問1

　[9]　仮定法過去完了の文なので、帰結節(主節)は、助動詞過去形 + have + Vp.p. になる。
　[10]　keep in touch「連絡を取り続ける」。
　[11]　look into「調べる」。look after「世話をする」。take after「似ている」。take care は take care of なら可。
　[12]　one after another「相次いで」。
　[13]　talking は、talking about なら可。
　[14]　alphabetical order「アルファベット順」。
　[15]　ought to = should。ought to have Vp.p.「～すべきだった」。
　[16]　News を修飾する同格名詞節の that が正解。

問2　略

〔問題文訳〕

問1

　[9]　彼は一生懸命働いていたら失敗しなかっただろ

う。
　[10]　私たちは何年もメールで連絡を取り合っている。
　[11]　両親は私に、彼らのハワイ旅行中犬の世話をするよう頼んできた。
　[12]　先週も同様の事故が相次いだ。
　[13]　メアリーと私は、良い解決策を見つけるべくその問題について話し合っている。
　[14]　英語の辞書にはふつう単語がアルファベット順で載っている。
　[15]　君が悪かったのだから、彼女に謝るべきだったのに。
　[16]　外国人観光客が増えているというニュースが入った。

問2

正解の英文

　(1)　It is very (difficult to earn the respect of your customers if you aren't wearing a suit).
　(2)　In the afternoon, you can (feel the warmth of the sun on your face).
　(3)　Thirty percent of (those who were present gave their approval to the project).
　(4)　Tom (would often make others angry with his words or actions).

III

〔解答〕

問1　A　　問2　B　　問3　B　　問4　C
問5　A　　問6　B　　問7　C　　問8　A

〔出題者が求めたポイント〕

問1　absolutely「まったく」。understandably「理解できるように」。justly「構成に」。normally「正常に」。
問2　wake up「目が覚める」の過去形は、woke up となる。
問3　my whole body feels sore「体中が痛く感じる」。
問4　this year「今年」。
問5　設問訳「インフルエンザの予防接種を受けるのに最適な時期はいつか？」
　選択肢訳
　A．インフルエンザの季節前。
　B．インフルエンザの季節中。
　C．インフルエンザの季節後。
　D．決してない。
問6　設問訳「インフルエンザの予防接種の費用についてリアムはどう感じているか？」
　選択肢訳
　A．彼は安いと思っている。
　B．彼は高いと思っています。
　C．彼は料金を払いたがっている。

D．彼は、ケイトリンが自分のために払ってくれることを望んでいる。

問7　設問訳「リアムはケイトリンからどのようなアドバイスを受けたか？」

選択肢訳

A．彼女は彼が家に帰るべきだと言った。

B．彼女は彼がすぐにインフルエンザの予防接種を受けるべきだと思った。

C．彼女は彼が医者に診てもらうことを提案した。

問8　設問訳「リアムの問題は何か？」

選択肢訳

A．彼は熱があって咳が出ている。

B．彼は疲れていてお腹がすいている。

C．彼は借金をしている。

D．彼は気分がよくなった。

〔全訳〕

二人の人がオフィスでインフルエンザの話をしている。

ケイトリン：こんにちは、リアム。どうしたの？　だいぶお疲れのようね。気分は大丈夫？

リアム：実は、本当にひどい気分でね。昨夜はよく眠れず、今朝は喉が痛くて目が覚めたんだ。

ケイトリン：それはいけないわね。熱はあるの？

リアム：幸いなことに、熱はわずかなんだ。測ったら37.2度だったんだけど、咳が出て体中が痛いんだ。

ケイトリン：そういう症状なら、インフルエンザにかかってるかもね。今年はインフルエンザの予防接種受けた？

リアム：いや、受けなかった。忙しくて病院に行けなかったし、保険に入っていないから高額な診療費を払わなければならないんだ。薬が効かないこともあると聞いたよ。

ケイトリン：インフルエンザの種類は毎年少しずつ変化するから、そうなることもあるけど、普通はインフルエンザの予防接種を受ければ、病状の問題は減るのよ。それに、具合が悪い期間も短くなる。時間とお金をちょっと投資するだけの価値はあるわよ。

リアム：じゃあ、今日インフルエンザの予防接種を受けに行こうかな？

ケイトリン：そうね、病気になってしまったら、予防接種はあまり意味ないかもね。大抵の人はインフルエンザ・シーズンが始まるちょっと前に予防接種を受けるのよ。でも、とにかく病院に行ったほうがいいかもね。お医者さんが具合を良くする薬をくれるから。必ずマスクをして行ってね。他にも病気の人がいるから。

Ⅳ

〔解答〕

問1　C　　問2　B　　問3　D

問4　A　　問5　A　　問6　D

〔出題者が求めたポイント〕

問1　exist「存在する」。export「輸出する」。exhibit「展示する」。expect「予期する」。

問2　absorb「吸収する」。check out「チェックアウトする」。take in「取り入れる」。look after「世話をする」。make for「寄与する」。

問3　in case of「〜に備えて」。in terms of「〜の観点から」。in contrast to「〜とは対照的に」。in order to「〜するために」は後ろが動詞原形。

問4　engage in「〜に従事する」。

問5　設問訳「博物館を訪れたフランス人の1人は、さまざまな要素の使用を 〜 とらえた」

選択肢訳

A．新しい作品を生み出すことができるので肯定的に

B．多様性が評価されるので肯定的に

C．独創性が失われるので否定的に

D．それを調和させるのが難しいので否定的に

問6　選択肢訳

A．フランスの芸術家は西洋の芸術だけに注意を払った。

B．フランスの芸術家は古代の作品だけに注意を払った。

C．日本人は原作の改良を一種の創作と考えている。

D．日本人は原作の改良を単なる模倣と考えている。

〔全訳〕

フランスのオルセー美術館には、フィンセント・ファン・ゴッホ、ポール・ゴーギャン、エドゥアール・マネ、クロード・モネなど、世界的に有名な画家の作品が展示されている。ゴッホやゴーギャンの作品には、日本の版画を研究したことがはっきりと表れているものもあり、日本画は彼らの画風の発展に貢献した。また、マネはゴッホの作品同様、『エミール・ゾラの肖像』の背景に浮世絵の作品を生かしている。モネは家に浮世絵を多く所蔵し、自宅の庭の一部に日本的な要素を取り入れていた。彼が日本庭園を創作活動の資源と考えていたことが、テレビ番組で繰り返し報道されている。

上記すべての画家たちは、いずれも日本画から着想を得ている。この美術館を訪れたフランス人に私がインタビューしたとき、ある人は「非対称の構図や透明感のある明るい色彩など、さまざまな要素を作品に取り入れ、それらを混ぜ合わせることで、斬新なものを生み出した。それはすべての画家が目指すべきものだ」と語った。別の人は、「異なる要素を組み合わせて独自のスタイルを確立するのは素晴らしいことだ」と言った。

日本人は自分たちのことを、外国の文化を模倣するのが上手な国民だと言う。原作を改良しても、創作ではなく模倣であると控えめに言っている。こうした日本人の謙遜した発言とは対照的に、フランス人は独創的な作品

を改良することを素晴らしい創造的活動と考え、芸術家の才能が開花したと誇らしげに言う。

　最近は情報が氾濫しているので、創造的な活動に従事することは容易ではない。フランス人が指摘しているように、今後の創造的な活動の流れは、外国の文化のユニークな要素を積極的に吸収し、組み合わせていくことになるだろう。日本人は、これが創造的な行為だと公言し始めなければならない。同時に、日本人は外国人の判断に頼るのではなく、自分たちの文化の優れた伝統的価値観を正しく評価し、それを世界と共有する時でもあるのだ。

Ⅴ

〔解答〕

39　D
40　E
41　B
42　C
43　J

〔出題者が求めたポイント〕

各段落の冒頭と指示語に注目して、A→D→C→B→Eの順を見つける。

〔全訳〕

A
格安航空会社とは、安い航空運賃を提供する航空会社のことだ。これを実現するため、各社は機内食、飲み物、映画などほとんどの機内サービスには追加料金を課している。これらの航空会社の多くは飛行機に座席を追加しているため、列の間隔が狭くなっている。

D
最初の格安航空会社はイギリスで始まり、ニューヨークとロンドンの間を飛んだ。価格は通常の航空会社よりはるかに安く、学生やバックパッカーに人気があった。

C
20世紀の終わりごろ、ヨーロッパのさまざまな都市間の空路には巨大な市場があることに複数の企業が気づき、格安航空会社のビジネスは本格的に拡大した。飛行機に1時間程度乗るだけなら、豪華な座席や無料の手荷物許容量、食事は必要なかった。

B
アジアの航空会社は、欧州における格安航空会社（LCC）の成功に着目し、アジアの大都市を往来する中産階級の需要を満たすため、独自の格安路線の導入を始めた。

E
アジアの空港数の増加もこれを可能にしており、ほとんどの大都市では現在、国際空港のターミナルを増やして、従来の航空会社と格安航空会社の両方に対応している。

化　学

解答

2年度

推　薦

I

〔解答〕

問1　C
問2　A
問3　E
問4　A
問5　C

〔出題者が求めたポイント〕

身のまわりの化学，元素と単体，イオンの電子配置，分子量・式量

〔解答のプロセス〕

問1　A（正）　アルミニウムは電気の缶詰といわれるほど，製造するときに多くの電気エネルギーを必要とする。

C（誤）　内側→外側　界面活性剤が親水基を外側に，油汚れがくっついた疎水基を内側にしてミセルを形成する。

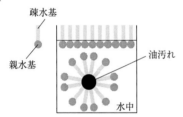

D（正）　ビタミンCは還元剤であって，ほかの食品と一緒にあるときは，自身が先に酸化されることで，その食品の酸化を防ぐ。

E（正）　天然の無機物を高温で処理（焼成）して得られる非金属材料をセラミックスという。セラミックスは用途に応じた形をつくりやすく，絶縁性や耐熱性にすぐれている。

問2　元素は物質の構成成分，単体は一種類の元素からなる物質のことを指す。Aのカルシウムは，骨や歯にリン酸カルシウム $Ca_3(PO_4)_2$ として含まれている。カルシウム自体は，リン酸カルシウムの構成成分の1つであるため単体ではなく元素である。

問3　外気で冷やされた窓ガラスに，室内の暖かい空気が触れることで，空気が冷やされ，空気が含んでいる水蒸気が凝縮して窓ガラスの表面に水となって現れる。

問4　Li^+ は He，Mg^{2+} と O^{2-} は Ne，Br^- は Kr と同じ電子配置をもつ。

問5　イオン結晶や金属のように，分子が存在しない物質では，分子量の代わりに式量が用いられる。

II

〔解答〕

問1　B
問2　D
問3　B
問4　E
問5　B

〔出題者が求めたポイント〕

化学反応の量的関係，物質量，ブレンステッドとローリーによる酸・塩基の定義，金属のイオン化傾向

〔解答のプロセス〕

問1　$NaHCO_3$ の熱分解の化学反応式は次のようになる。

$$2\,NaHCO_3 \longrightarrow Na_2CO_3 + CO_2 + H_2O$$

標準状態で 0.56 L の CO_2 の物質量は，

$$\frac{0.56}{22.4} = 0.025\,mol$$

化学反応式の係数の比より，$NaHCO_3 : CO_2 = 2 : 1$ で反応する。$NaHCO_3$ のモル質量は 84 g/mol なので，反応した $NaHCO_3$ の質量は，

$$0.025 \times 2 \times 84 = 4.2\,g$$

よって，ベーキングパウダーに含まれる $NaHCO_3$ の割合は，

$$\frac{4.2}{4.5} \times 100 = 93.3\%$$

問2　Mg のモル質量は 24 g/mol，MgO のモル質量は 40 g/mol なので，2.4 g の Mg は $\frac{2.4}{24} = 0.10\,mol$ である。

化学反応式の係数の比より Mg : MgO = 1 : 1 で反応するため，生成する MgO も 0.10 mol である。つまり，$0.10 \times 40 = 4.0\,g$ 以上の MgO を生成することはできない。また，MgO 0.10 mol を生成するときに必要な O_2 の物質量は 0.05 mol である。この物質量における標準状態の体積は，$0.05 \times 22.4 = 1.12\,L$。以上より O_2 が 1.12 L 存在するときに MgO は最大の 4.0 g 生成することができる。

問3　ブレンステッドとローリーによる酸・塩基の定義では，「酸は水素イオン H^+ を与える分子・イオンであり，塩基とは，水素イオン H^+ を受け取る分子・イオンである。」B 以外は H^+ を受け取っているため全て塩基としてはたらいている。

問4　希釈前の塩酸のモル濃度を x〔mol/L〕とおく。「H^+ の物質量＝OH^- の物質量」の関係式をつくると，

$$x \times \frac{1}{100} \times \frac{10}{1000} \times 1 = 0.020 \times \frac{15}{1000} \times 1$$

$$x = 3.0\,mol/L$$

問5　H_2 よりもイオン化傾向が大きな金属は希塩酸や希硫酸と反応して H_2 を発生する。よって，実験Iより金属イが一番イオン化傾向が小さい。また，イオン

化傾向が小さいほうが金属として析出するので，実験
Ⅱよりイオン化傾向は金属ア＞金属ウとなる。

Ⅲ
〔解答〕
問1　B
問2　C
問3　A
問4　E
問5　B

〔出題者が求めたポイント〕
アンモニアの性質，イオンの系統分離，銅の化合物の性
質，濃硫酸の性質

〔解答のプロセス〕
問1　化学反応式は次のようになる。

$$2NH_4Cl + Ca(OH)_2 \longrightarrow CaCl_2 + 2H_2O + 2NH_3$$

よって，生成する気体はアンモニアであるので，アン
モニアの性質として誤りを含むものを選べばよい。
乾燥剤と気体同士で反応するため，酸性乾燥剤は塩基
性の気体，塩基性乾燥剤は酸性の気体を乾燥するのに
適さない。同様に，中性乾燥剤である塩化カルシウム
はアンモニアと反応するので，アンモニアを乾燥させ
るのには適さない。

問2　ア　ヨウ素は常温・常圧で固体である。イ　Sn
は金属元素である。ウ　Kは第4周期の元素で，ほか
の元素は第3周期の元素である。

問3　アルカリ金属，アルカリ土類金属は沈殿を生じな
いので，エはBa^{2+}である。両性金属の水酸化物は，
過剰の$NaOH$水溶液に溶け，Zn^{2+}，Cu^{2+}，Ag^+は過
剰のNH_3水に溶ける。よって，アはZn^{2+}で，イは
Al^{3+}で，ウはCu^{2+}である。

問4　A（正）　$CuSO_4 \cdot 5H_2O$の青色結晶を150℃以上
に加熱すると，水和水をすべて失って，白色粉末状の
硫酸銅(Ⅱ)無水塩$CuSO_4$となる。
B（正）　Cu^{2+}を含む水溶液に塩基の水溶液を加える
と，$Cu(OH)_2$の青白色沈殿を生じる。
C（正）　$Cu(OH)_2$の沈殿に過剰のアンモニア水を加
えると，溶解して深青色の溶液となる。
D（正）　イオン化傾向は$Fe > Cu$より，Cuが析出す
る。
E（誤）　白色→黒色　Cu^{2+}を含む水溶液に硫化水素を
通じると，CuSの黒色沈殿を生成する。

問5　A　脱水反応　$HCOOH \longrightarrow H_2O + CO$
B　酸化還元反応　$2Ag + 2H_2SO_4$
$$\longrightarrow Ag_2SO_4 + 2H_2O + 2SO_2$$
C　揮発性の酸の塩に不揮発性の酸を加えて，揮発性
の酸を発生させている。
$$NaCl + H_2SO_4 \longrightarrow NaHSO_4 + HCl$$
D　吸湿性　中性・酸性気体の乾燥剤に用いられる。
E　酸化還元反応　$Zn + H_2SO_4 \longrightarrow ZnSO_4 + H_2$

Ⅳ
〔解答〕
問1　D
問2　C
問3　D
問4　D
問5　E

〔出題者が求めたポイント〕
イオン結合の結晶格子，蒸気圧曲線，電気分解，熱化学
方程式，ルシャトリエの原理

〔解答のプロセス〕
問1　D（誤）　8個→12　真ん中の黒丸（Na^+）に注目し
た場合，最短距離に存在する黒丸（Na^+）は12個であ
る。なお，最短距離に存在する異符号のイオン（塩化
物イオン○）は6個である。

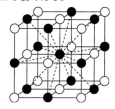

問2　A（正）　与えられた蒸気圧曲線で蒸気圧に対する
温度を読み取ると約21℃である。
B（正）　各物質の30℃の蒸気圧を読み取るとジエチ
ルエーテルの蒸気圧が一番大きい。
C（誤）　分子間力が大きい物質程，沸点は高くなる。
沸点は，ジエチルエーテル＜エタノール＜水である
ので，分子間力もこの順に大きくなる。
D（正）　80℃のエタノールの蒸気圧は約1.1×10^5Pa
である。蒸気圧の方が大きいので，エタノールは全て
気体で存在する。
E（正）　液体の水が存在するので，蒸気圧が圧力とな
る。

問3　陰極の質量が増加していることから，次のように，
二価の金属イオンA^{2+}が還元されて析出したと考えら
れる。
$$A^{2+} + 2e^- \longrightarrow A$$
A^{2+}が受け取るe^-の物質量は，
$$\frac{0.25 \times (9 \times 60 + 39)}{9.65 \times 10^4} = 1.5 \times 10^{-3} \text{mol}$$
よって，析出する金属Aのモル質量をM〔g/mol〕と
おくと，
$$1.5 \times 10^{-3} \times \frac{1}{2} \times M = \frac{48}{1000}$$
$$M = 64 \text{g/mol}$$

問4　C（黒鉛）＝C（ダイヤモンド）－1kJ　…①
C（黒鉛）＋O_2（気）＝CO_2（気）＋394kJ　…②
②－①より，
C（ダイヤモンド）＋O_2（気）＝CO_2（気）＋395kJ

問5　NO_2は赤褐色，N_2O_4は無色の気体である。ピス
トンを素早く押し込むことで，気体が圧縮されるので，

一時的に色が濃くなる。ルシャトリエの原理より圧力を大きくすると，圧力を小さくする(気体の粒子数が少なくなる)方向に平衡が移動するので，右向きに移動し，無色の N_2O_4 が増えるので色は薄くなる。

V

〔解答〕
問1　C
問2　D
問3　D
問4　D
問5　A

〔出題者が求めたポイント〕
有機化合物の特徴，アルコールの性質，ヨードホルム反応，有機化合物の系統分離，芳香族化合物の性質

〔解答のプロセス〕
問2　アルケンXのモル質量を M〔g/mol〕とおくと，このアルケンに臭素が付加した化合物のモル質量は $M+160$〔g/mol〕となる。よって次の関係式が成り立つ。

$$2.9M = M + 160$$
$$M = 84$$

よって，モル質量が84のアルケン C_6H_{12} が適する。
問3　酸化するとアルデヒドが生じるアルコールは第一級アルコールである。ヨードホルム反応は，CH_3CO-R の構造や $CH_3CH(OH)-R$ の構造をもつ化合物(R は水素原子または炭化水素基)で反応する。これらにあてはまらないアルコールは次の2種類である。この2種類の化合物をそれぞれ分子内脱水させると，次の化合物が生じる。

C

$$CH_3-C-C-C-CH_3 \xrightarrow{分子内脱水} CH_3-CH=CH-CH_2-CH_3$$
シス-トランス異性体あり

D

$$H-C-C-C-CH_3 \xrightarrow{分子内脱水} H-CH=C(CH_3)-CH_2-CH_3$$
シス-トランス異性体なし

$$H-C-C-C-CH_3 \xrightarrow{分子内脱水} (CH_3)_2C=CH-CH_3$$
シス-トランス異性体なし

問4

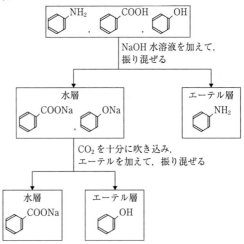

問5　A(正)　クロロベンゼンをさらに塩素化すると，昇華性をもつ p-ジクロロベンゼンが得られる。これは，防虫剤に使用される。
B(誤)　キシレン→トルエン
C(誤)　ベンゼン分子には C=C 結合が存在するが，アルケンとは異なり，付加反応はほとんど進行せずに置換反応が起こりやすい。
D(誤)　アニリンは特有の臭気をもつ無色の液体で存在する。
E(誤)　紫外線→白金またはニッケル触媒　ベンゼンに紫外線を当てながら塩素を作用させると，ヘキサクロロシクロヘキサンを生成する。

2019.11.23　神戸学院大学

「英語・化学」解答用紙

対象学部・学科・専攻

学部	学科	専攻
総合リハビリテーション	理学療法	－
	作業療法	－
栄養	栄養	管理栄養学
		臨床検査学

フリガナ

氏名

受験番号欄

（受験番号を記入し、その下のマーク欄にマークしてください）

百万位	十万位	万位	千位	百位	十位	一位

英語に関する内容

基礎的な適性調査

解答番号	解答欄
1	
2	
3	
4	
5	
6	
7	
8	
9	
10	
11	
12	
13	
14	
15	
16	
17	
18	
19	
20	
21	
22	
23	
24	
25	
26	
27	
28	
29	
30	
31	
32	
33	
34	
35	
36	
37	
38	
39	
40	
41	
42	
43	

化学に関する内容

基礎的な適性調査

解答番号	解答欄
1	
2	
3	
4	
5	
6	
7	
8	
9	
10	
11	
12	
13	
14	
15	
16	
17	
18	
19	
20	
21	
22	
23	
24	
25	

この解答用紙は124％に拡大すると、ほぼ実物大になります。

平成31年度

問　題　と　解　答

英　語

問題

（2科目　90分）

31年度

11月24日試験

Ⅰ　各問に答えよ。（16点）

問1　　1　～　4　において，下線部の発音が他と**異なるもの**を，それぞれの**A ～ D**のうちから
1つ選べ。

1	A c<u>o</u>st	B d<u>o</u>ne	C g<u>o</u>ne	D l<u>o</u>st
2	A beh<u>a</u>ve	B del<u>ay</u>	C gar<u>a</u>ge	D s<u>a</u>le
3	A gr<u>ou</u>p	B bl<u>oo</u>d	C c<u>ou</u>ntry	D t<u>ou</u>gh
4	A ch<u>ea</u>p	B h<u>ea</u>d	C m<u>ea</u>nt	D inst<u>ea</u>d

問2　　5　～　8　において，最も強く読む音節の位置が他と**異なるもの**を，それぞれの**A～D**の
うちから**1つ**選べ。

5	A mod-ern	B oc-cur	C po-lite	D suc-ceed
6	A al-most	B no-tice	C plas-tic	D un-til
7	A cab-i-net	B el-e-ment	C um-brel-la	D u-su-al
8	A ad-van-tage	B in-dus-try	C op-po-site	D sep-a-rate

Ⅱ 各問に答えよ。(32点)

問1 9 ～ 16 において，空所を満たすのに最も適切なものを，それぞれの**A～D**のうちから
１つ選べ。

9 You can rely ___ your adviser if you are in trouble.

  A for   **B** in   **C** on   **D** with

10 Hanako still thought ___ Kobe as her home.

  A into   **B** of   **C** out   **D** at

11 My company ___ much importance on advertising.

  A deals   **B** imposes   **C** places   **D** supplies

12 Death is not an ___ topic for dinner table conversations.

  A accept   **B** acceptable   **C** acceptance   **D** accepting

13 We need someone ___ when we feel depressed.

  A talking about   **B** talking with

  C to talk for   **D** to talk to

14 I can't find my cellphone. I must ___ it behind at the coffee shop.

  A be leaving   **B** be left

  C have left   **D** leave

15 Can you see the man ___ wife is from Japan?

  A which   **B** who   **C** whom   **D** whose

16 "May I help you with our new dresses?" "No, thank you. I'm just ___ ."

  A looking   **B** seeing   **C** touching   **D** watching

問2　$\boxed{17}$ ～ $\boxed{24}$　次の日本文の意味を表すように(1)～(4)それぞれの**A** ～ **G** を最も適切な順序に並べかえたとき，**3番目**と**5番目**にくるものを選べ。

(1) 彼女が駅に着いたとき，列車はすでに出ていました。

The train ☐ ☐ $\boxed{17}$ ☐ $\boxed{18}$ ☐ ☐ station.

A	at	B	arrived	C	departed	D	had already
E	when	F	she	G	the		

(2) チャリティーコンサートは今度の日曜日に行われることになっています。

The charity ☐ ☐ $\boxed{19}$ ☐ $\boxed{20}$ ☐ ☐ .

A	be	B	concert	C	held	D	next
E	is	F	Sunday	G	to		

(3) その主演女優は実際の年齢よりもずっと若く見えます。

The leading actress ☐ ☐ $\boxed{21}$ ☐ $\boxed{22}$ ☐ ☐ .

A	is	B	looks	C	much	D	she
E	than	F	really	G	younger		

(4) その男性のフランス語は通じませんでした。

The ☐ ☐ $\boxed{23}$ ☐ $\boxed{24}$ ☐ ☐ .

A	couldn't	B	French	C	himself	D	in
E	make	F	man	G	understood		

Ⅲ　次の会話文を読んで，各問に答えよ。(18点)

Michael is sending a package at the post office.

Postal clerk : Yes, sir.　What can I do 　ア　 you today?

　　Michael : I want to send a package to my brother in Australia.

Postal clerk : Certainly.　First, let's weigh it to 　イ　 an idea of the cost.　Hmm, it's a little
　　　　　　　 over three kilograms.　What's in the package?

　　Michael : I am sending him some pecan nuts from here in Georgia.　He can't buy them so
　　　　　　　 easily in Australia, and they are not as fresh as the nuts we have here.

Postal clerk : Are the nuts still in the shell, or have they been <u>shelled</u>?
　　　　　　　　　　　　　　　　　　　　　　　　　　　　　(ウ)

　　Michael : They are still in the shell.　That is when they are freshest and most delicious.

Postal clerk : I'm really sorry, but I'm afraid you can't send these to Australia.　Australia has
　　　　　　　 strict postal regulations, and nuts can only be sent if they have been removed from
　　　　　　　 the shell.　There are also special regulations regarding raw nuts that only allow
　　　　　　　 them to be sent if they are in a package that is lighter than two kilograms.

　　Michael : So, if I take them out of the shell and put them in a package weighing less than two
　　　　　　　 kilograms, they will be OK?

Postal clerk : I'm afraid not.　They need to be vacuum sealed, which is normally done at the
　　　　　　　 factory where they are processed.　It wouldn't be practical for you to do this
　　　　　　　 yourself.　I suggest you just buy him a smaller package of nuts that have been
　　　　　　　 removed from the shell before they were packaged.　You should be able to find
　　　　　　　 pecans without shells at stores here in the area, and if not you could just send him
　　　　　　　 some almonds from California or some other product.

　　Michael : Thanks for your advice and suggestions.　I will try to find a package of pecans
　　　　　　　 without shells, and if I can't I will need to consider what he would like best.　It is a
　　　　　　　 birthday present, so I want it to be 　エ　.　He has been in Australia for a long
　　　　　　　 time, and this year I would like to give him a taste of America as a present.　He hasn't
　　　　　　　 been back home for many years, and I think he would appreciate something he
　　　　　　　 enjoyed here as a young boy.

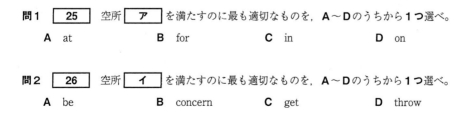

問1　 25 　空所 　ア　 を満たすのに最も適切なものを，A～Dのうちから1つ選べ。

　A　at　　　　　　　　 B　for　　　　　　　　 C　in　　　　　　　　 D　on

問2　 26 　空所 　イ　 を満たすのに最も適切なものを，A～Dのうちから1つ選べ。

　A　be　　　　　　　　 B　concern　　　　　　 C　get　　　　　　　 D　throw

問3 ☐27☐ 下線部（**ウ**）の意味に最も近いものを，**A**〜**D**のうちから**1つ**選べ。

A eaten

B placed in a package

C put in the shell

D removed from the shell

問4 ☐28☐ 空所 ☐ **エ** ☐ を満たすのに最も適切なものを，**A**〜**D**のうちから**1つ**選べ。

A boring

B ordinary

C special

D terrible

問5 ☐29☐ マイケルが小包をオーストラリアに送ることのできなかった理由の**1つ**を，**A**〜**D**のうちから選べ。

A ナッツが殻に入ったままだったから。

B 小包に正しい住所が書かれていなかったから。

C オーストラリアがどんな種類のナッツも，郵送することを許可していないから。

D マイケルが必要な切手を買えるだけのお金を持っていなかったから。

問6 ☐30☐ 郵便局員が生のナッツに関して言っていることを，**A**〜**D**のうちから**1つ**選べ。

A 生のナッツは真空包装で郵送する場合，殻つきでなければならない。

B 郵便局員は生のペカン・ナッツよりも生のアーモンドの方が好きだ。

C アメリカの生のナッツはオーストラリアのものよりもずっとおいしい。

D 生のナッツはオーストラリアに郵送する場合，2キロよりも軽い小包にしなければならない。

問7 ☐31☐ What is one of the solutions Michael initially proposes to the postal clerk to deal with the problem of sending the package?

A Michael indicates he will send almonds instead of pecans to his brother.

B Michael indicates he will send a package of nuts that weighs less than two kilograms.

C Michael indicates he will use a vacuum sealed bag to send the nuts.

D Michael indicates he will use a larger package.

問8 ☐32☐ What solution does the postal clerk propose to deal with the problem of sending the package?

A Michael should buy a small package of pecan nuts without shells.

B Michael should use a larger package.

C Michael should pack almonds in a vacuum sealed container on his own.

D Michael should send his brother a package from a post office in California.

Ⅳ　次の英文を読んで，各問に答えよ。(19点)

　　　When your pet cat comes home and stands at your feet ［　ア　］ *meow*, you are likely to understand this message as relating to that immediate time and place.　If you ask your cat where it has been and what it was up to, you'll probably get the same *meow* response.　Animal communication seems to be designed exclusively for this moment, here and now.　It cannot effectively be used to relate events ［　イ　］.　When your dog says *GRRR*, it means *GRRR, right now*, because dogs don't seem to be capable of communicating *GRRR, last night, over in the park*.　In contrast, human language users are normally capable of producing messages equivalent to *GRRR, last night, over in the park*, and then going on to say *In fact, I'll be going back tomorrow for some more*.　Humans can refer to past and future time. This property of human language is called displacement.　It allows language users to talk about things and events not present in the immediate environment.　Animal communication is generally considered to ［　ウ　］ this property.

　　　We could look at bee communication as a small exception because it seems to have some version of displacement.　For example, when a honeybee finds a source of nectar and returns to the beehive, it can perform a complex dance routine to communicate to the other bees the location of this nectar.　［　エ　］ the type of dance (round dance for nearby and tail-wagging dance, with variable tempo, for further away), the other bees can work out where this newly discovered feast can be found.　Certainly, the bee can direct other bees to a food source.　However, it must be the most recent food source.　It cannot be *that delicious rose bush on the other side of town that we visited last weekend*, nor can it be, as far as we know, future nectar in bee heaven.

(オ)

　(注)　nectar：花の蜜　　　beehive：蜂の巣
　　　　　tail-wagging dance：（ミツバチの）尻振りダンス

George Yule (2010) *The Study of Language* (4th edition) を参考に作成

問1　［33］　空所 ［　ア　］ を満たすのに最も適切なものを，**A〜D**のうちから**1つ**選べ。
A　call　　　　　　**B**　calling　　　　**C**　called　　　　**D**　calls

問2　［34］　空所 ［　イ　］ を満たすのに最も適切なものを，**A〜D**のうちから**1つ**選べ。
A　that happened before in the place where there were no animals
B　that are taking place at the present time
C　that are far removed in time and place
D　that your cat said

問3　35　空所　ウ　を満たすのに最も適切なものを，A～Dのうちから1つ選べ。

A　buy　　　　　　B　gain　　　　　　C　lack　　　　　　D　regard

問4　36　空所　エ　を満たすのに最も適切なものを，A～Dのうちから1つ選べ。

A　Although　　　B　Depending on　　C　Even　　　　　D　Regards

問5　37　下線部（オ）の意味に最も近いものを，A～Dのうちから1つ選べ。

A　また，我々が知る限り，近い将来ミツバチの楽園で見つかる花の蜜でもない。

B　また，我々が知る限り，近い将来ミツバチの楽園で見つかる花の蜜のことである。

C　また，我々が知らない，ミツバチの楽園にあるとされる花の蜜のことである。

D　また，近い将来，ミツバチの楽園で我々が知らない花の蜜が見つかるであろう。

問6　38　本文の内容に合致するものを，A～Dのうちから1つ選べ。

A　猫は，目の前で起きていること以外も伝達する手段を持っている。

B　犬は，一日前のことを思い出して「グルルル」と唸ることがあるようだ。

C　人間は，過去や未来のことについて伝えられるという点で動物とは異なる。

D　ミツバチは，近い将来に花の蜜がみつかる場所を予測することができる。

Ⅴ　以下の **A ～ E** の英文は，本来は **A の部分から始まる**一つのまとまった文章だが，設問のために **B ～ E** は順番がばらばらになっている。**B ～ E** を正しく並べ替えたとき，設問 | 39 | ～ | 43 | に**該当する記号を答えよ。**なお，次に続くものがなく，それ自身が文章の最後である場合には，**J** をマークせよ。(15点)

39	**A** の次に続くもの
40	**B** の次に続くもの
41	**C** の次に続くもの
42	**D** の次に続くもの
43	**E** の次に続くもの

A　Many people who are thinking about getting a pet dog decide to get a puppy.　There are many reasons why people get puppies.　After all, puppies are cute, friendly, and playful.　But even though puppies make good pets, there are good reasons why you should consider getting an adult dog instead.

B　Puppies also have a lot of energy and want to play all of the time.　This can be fun, but you might not want to play as much as your puppy does.　Puppies will not always sleep through the night or let you relax as you watch television.

C　On the other hand, when you get an adult dog, there is a good chance that it will already be housebroken and know how to walk on a leash.　Most adult dogs will also not jump on or chew things that you do not want them to jump on or chew.

D　In contrast, most adult dogs will wait for a time when you want to play.　What is more, they will sleep when you are sleeping and are happy to watch television on the couch right beside you.

E　When you get a puppy, you have to teach it how to behave.　You have to make sure that the puppy is housebroken, which means that it does not go to the bathroom inside the house. You have to teach the puppy not to jump up on your guests or chew on your shoes.　You have to train the puppy to walk on a special rope called a leash.　This is a lot of work.

http://www.englishforeveryone.org/PDFs/Level_5_Passage_3.pdf を参考に作成

化 学

問題

（2科目　90分）

11月24日試験

31年度

次の Ⅰ～Ⅴ の各設問の解答を，指示に従ってそれぞれの解答群（**A**，**B**，**C**，…）のうちから選んで解答用紙にマークせよ。

必要があれば，定数および原子量は次の値を用いよ。標準状態は，0℃，1.0×10^5 Pa とする。なお，問題文中の体積の単位記号 L は，リットルを表す。

（定　数）気体定数　　$R = 8.3 \times 10^3$ Pa·L/(K·mol)

ファラデー定数　$F = 9.65 \times 10^4$ C/mol

アボガドロ定数　$N_A = 6.0 \times 10^{23}$/mol

（原子量）H　1.0　　He　4.0　　C　12　　N　14　　O　16　　F　19　　Ne　20

Na　23　　Mg　24　　Al　27　　S　32　　Cl　35.5　　K　39　　Ar　40

Ca　40　　Mn　55　　Fe　56　　Cu　64　　Zn　65　　Br　80　　Ag　108

I　127　　Ba　137　　Pb　207

Ⅰ　次の**問1**～**問5**に答えよ。（20点）

問1　[1]　次の**A**～**E**のうちから，固有の融点と沸点をもつ物質の組合せとして最も適切なものを1つ選べ。

A　空気，酸素　　**B**　食酢，日本酒　　**C**　エタノール，石油

D　海水，牛乳　　**E**　メタン，赤リン

問2　[2]　次の物質の組合せ**A**～**E**のうちから，互いに同素体であるものを1つ選べ。

A　O_2, O_3　　**B**　^{12}C, ^{13}C　　**C**　鉛，亜鉛　　**D**　黄銅，白銅　　**E**　水，氷

問3　[3]　次の**A**～**E**のうちから，無機物質と有機化合物の組合せとして最も適切なものを1つ選べ。

A　尿素，エタノール　　　　**B**　水素，塩化水素　　**C**　アンモニア，水

D　炭酸ナトリウム，メタン　　**E**　酢酸，ベンゼン

問4　[4]　原子の構造に関する次の記述**A**～**E**のうちから，最も適切なものを1つ選べ。

A　水素を除く原子の原子核は陽子と中性子からなり，正の電荷をもつ。

B　原子において原子番号は陽子と中性子の数の和である。

C　質量数とは原子に含まれる陽子，中性子および電子の数の総和である。

D　陽子の質量は中性子に比べて極めて小さい。

E　質量数が同じで，陽子の数だけが異なる原子を互いに同位体という。

問5　　5　　次の**A**〜**E**のうちから，典型金属元素の組合せとして最も適切なものを**1つ**選べ。

　　A　Ag, Al　　　**B**　Mg, Mn　　　**C**　Sn, Sr　　　**D**　Cu, Cr　　　**E**　Pt, Pb

Ⅱ　次の**問1**〜**問5**に答えよ。(20点)

問1　| 6 |　次の記述**A**〜**E**のうちから，質量保存の法則に関する記述として最も適切なものを**1つ**選べ。

A　同じ体積で，同じ圧力・温度の気体中には，同数の分子が含まれている。

B　気体のみが関係する化学反応では，同温・同圧のもと反応に関わる気体の体積は簡単な整数比となる。

C　化学反応に関わる物質の質量の総和は，反応の前後で変化しない。

D　化合物を構成する成分元素の質量比は，その化合物の生成方法によらず，常に一定である。

E　物質を構成する元素は，固有の質量と大きさをもつ原子からなる。

問2　| 7 |　次の**A**〜**E**のうちから，標準状態で 112 mL の窒素 N_2 の質量〔g〕または物質量〔mol〕として正しいものを**1つ**選べ。

A　140 g　　　**B**　0.014 g　　　**C**　5.0 mol　　　**D**　0.14 mol　　　**E**　0.0050 mol

問3　| 8 |　次の化学反応式**A**〜**E**のうちから，下線で示した物質が塩基としてはたらいているものを**1つ**選べ。

A　NH_3　＋　$\underline{H_2O}$　⟶　NH_4^+　＋　OH^-

B　HCO_3^-　＋　$\underline{HCl}$　⟶　CO_2　＋　Cl^-　＋　H_2O

C　CO_3^{2-}　＋　$\underline{H_2O}$　⟶　HCO_3^-　＋　OH^-

D　HCl　＋　$\underline{H_2O}$　⟶　H_3O^+　＋　Cl^-

E　$\underline{HSO_4^-}$　＋　H_2O　⟶　SO_4^{2-}　＋　H_3O^+

問4　| 9 |　次の**A**〜**E**のうちから，一般に酸化剤として用いられる物質を**1つ**選べ。

A　希リン酸　　　　　**B**　濃塩酸　　　　　**C**　硫化水素

D　シュウ酸　　　　　**E**　二クロム酸カリウム

問5　| 10 |　ある1価の酸の水溶液(pH 3.0)を10 mL とり，0.10 mol/L の水酸化ナトリウム水溶液で中和滴定したところ，5.0 mL を要した。次の**A**〜**F**のうちから，この酸の電離度に最も近い数値を**1つ**選べ。

A　0.040　　　**B**　0.030　　　**C**　0.020　　　**D**　0.0040　　　**E**　0.0030　　　**F**　0.0020

Ⅲ　次の問1〜問5に答えよ。（20点）

問1　　11　　炭素とケイ素の単体と化合物に関する次の記述A〜Eのうちから，最も適切なものを1つ選べ。

A　ケイ素は，単体として岩石や鉱物などに多く存在する。
B　ケイ酸ナトリウムに水を加えて熱すると，光ファイバーが得られる。
C　石英や水晶として天然に存在する二酸化ケイ素は，水に溶けて水ガラスになる。
D　一酸化炭素は，酢酸を塩基と加熱すると得られる。
E　ダイヤモンドは共有結合の結晶であり，電気伝導性がない。

問2　　12　　身の回りの物質や製品に関する次の記述A〜Eのうちから，**誤っているもの**を1つ選べ。

A　焼きセッコウに水を加えると，発熱しながら膨張し，セッコウになって硬化するため，建築材料や医療用ギプスなどに用いられる。
B　塩素系漂白剤は，次亜塩素酸の強い還元力を利用している。
C　ケイ素の結晶は，金属と非金属の中間の電気伝導性を示す。
D　鉄をスズでめっきしたブリキは，錆びにくい。
E　アルミニウムと銅，マグネシウムなどから作った合金はジュラルミンと呼ばれ，航空機の機体などに利用される。

問3　　13　　ハロゲンの単体と化合物に関する次の記述A〜Fのうちから，**誤っているもの**を1つ選べ。

A　フッ素は，最も酸化力が強い。
B　塩素は，水に少し溶けて塩化水素と次亜塩素酸を生成する。
C　臭素は，臭化カリウム水溶液に塩化水素を通じると生成する。
D　ヨウ素は，常温で黒紫色固体である。
E　塩化水素は，水に溶けて強酸性を示す。
F　臭化水素酸は，フッ化水素酸より酸性が強い。

問4　　14　　希塩酸を加えると水素を発生するが，水酸化ナトリウム水溶液を加えても水素を発生しない元素の単体はどれか。次のA〜Fのうちから，最も適切なものを1つ選べ。

A　Mg　　B　Al　　C　Zn　　D　Sn　　E　Ag　　F　Cu

問5　　15　　亜鉛イオン，銀イオン，銅(Ⅱ)イオンの水溶液に，それぞれ過剰のアンモニア水を加え
て生じる錯イオンの立体構造はどれか。次の組合せ **A** 〜 **F** のうちから，最も適切なものを **1** つ選べ。

	亜鉛の錯イオン	銀の錯イオン	銅(Ⅱ)の錯イオン
A	直線形	正方形	正四面体形
B	直線形	正四面体形	正方形
C	正方形	正四面体形	直線形
D	正方形	直線形	正四面体形
E	正四面体形	直線形	正方形
F	正四面体形	正方形	直線形

IV 次の問1〜問5に答えよ。（20点）

問1 ┌──┐ 次の図に示す変化A〜Eのうちから，理想気体に当てはまるものを1つ選べ。ただし，
　　 │ 16 │
　　 └──┘ 図の縦軸に用いた記号 P, V, T, n はそれぞれ，気体の圧力，体積，絶対温度，物質量を示す。

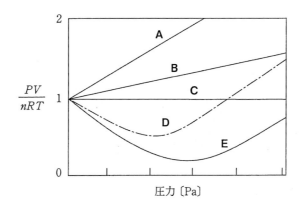

問2 ┌──┐ 次の物質A〜Fのうちから，分子結晶を**形成しないもの**を1つ選べ。
　　 │ 17 │
　　 └──┘

A 水　　　　　　B 二酸化ケイ素　　C 二酸化炭素

D ナフタレン　　E ブドウ糖　　　　F エタノール

問3 ┃ 18 ┃ 次の反応の進行度とエネルギーの関連図に関する記述として，下の**A**～**E**のうちから **誤っているもの**を1つ選べ。

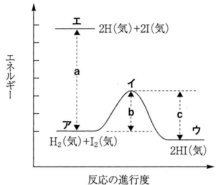

A 1 mol の H_2 と 1 mol の I_2 の結合エネルギーの和は，**a** である。

B 1 mol ずつの H_2 と I_2 が反応して 2 mol の HI を生成すると，（**c** − **b**）のエネルギーを熱として 放出する。

C 状態**エ**は，H_2（気）＋ I_2（気）⟶ 2 HI（気）の反応の活性化状態である。

D **c** は，2 HI（気）⟶ H_2（気）＋ I_2（気）の反応に必要な活性化エネルギーである。

E 白金を触媒として用いた場合，状態**イ**のエネルギーは下がるが，状態**ア**と状態**ウ**のエネルギーは 変わらない。

問4 ┃ 19 ┃ 次の図のように容器1に 1.2×10^5 Pa の窒素を，容器2にある量の酸素を入れてから， 一定温度でコックを開き，気体を完全に混合したところ，窒素と酸素の分圧の比は3：1になった。 混合前の容器2の酸素の圧力〔Pa〕に最も近い数値を，下の**A**～**F**のうちから**1つ**選べ。ただし，コック 部分の体積は無視できるものとする。

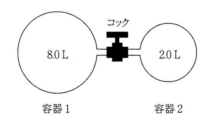

A 0.40×10^5 　　**B** 1.2×10^5 　　**C** 1.6×10^5

D 3.2×10^5 　　**E** 6.4×10^5 　　**F** 9.6×10^5

問5　20　次の図は，電解液にリン酸水溶液を用いた水素－酸素燃料電池の模式図である。電極 X に，毎分一定量の水素を通じたとき，10 分間の放電により，9.65×10^7 C の電気量が得られた。通じた水素は，標準状態で毎分何 L か。最も近い数値を，下の **A**〜**F** のうちから **1 つ**選べ。ただし，通じた水素のうち，平均して 40% の水素が反応したとする。

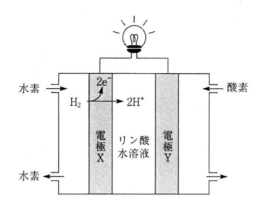

A	1.1×10^3	**B**	2.8×10^3	**C**	5.6×10^3
D	1.1×10^4	**E**	2.8×10^4	**F**	5.6×10^4

[V] 次の文を読み，**問1**〜**問5**に答えよ。(20点)

　分子式 $C_{16}H_{22}O_4$ で表される芳香族エステル化合物**ア**を用いて次の操作を行い，**ア**の構造を決定した。

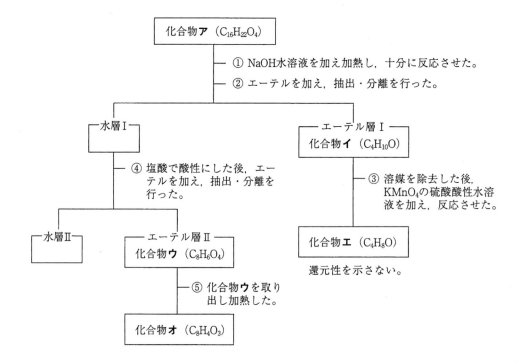

問1 ⬛21⬛ 化合物**ア**に当てはまる構造式を，次の**A～I**のうちから**1**つ選べ。

A　　　　　　　　　**B**　　　　　　　　　**C**

D　　　　　　　　　　　　　**E**

F　　　　　　　　　　　　　　**G**

H　　　　　　　　　　　　　**I**

問2 ⬛22⬛ ①の反応，②の抽出に用いる器具および上層溶液の組合せとして最も適切なものを，次の**A～H**のうちから**1**つ選べ。

	①の反応	②の抽出に用いる器具	②の抽出における上層溶液
A	酸化反応	ビーカー	エーテル層
B	酸化反応	ビーカー	水層
C	酸化反応	分液ろうと	エーテル層
D	酸化反応	分液ろうと	水層
E	加水分解反応	ビーカー	エーテル層
F	加水分解反応	ビーカー	水層
G	加水分解反応	分液ろうと	エーテル層
H	加水分解反応	分液ろうと	水層

問3 　**23**　 化合物**イ**の構造異性体のうち，過マンガン酸カリウムと反応してカルボン酸を生成する

ものは何種類あるか。次の**A**～**F**のうちから，正しいものを**1**つ選べ。

　A 　1 　　　**B** 　2 　　　**C** 　3 　　　**D** 　4 　　　**E** 　5 　　　**F** 　6

問4 　**24**　 化合物**ウ**に関する記述**A**～**E**のうちから，**誤っているもの**を**1**つ選べ。

　A 　2価のカルボン酸である。

　B 　同じ官能基をもち，その位置だけが異なる構造異性体が他に2種類ある。

　C 　飽和炭酸水素ナトリウム水溶液に加えると，泡を出しながら溶ける。

　D 　p-キシレンに過マンガン酸カリウムの硫酸酸性水溶液を反応させると得られる。

　E 　濃硫酸を触媒として用い，メタノールと反応させると，エステルを生じる。

問5 　**25**　 次の記述**A**～**E**のうちから，**誤っているもの**を**1**つ選べ。

　A 　化合物**イ**は，第二級アルコールである。

　B 　化合物**エ**は，ヨウ素および水酸化ナトリウム水溶液と反応すると黄色沈殿を生成する。

　C 　化合物**エ**は，化合物**イ**より沸点が低い。

　D 　化合物**オ**は，酸無水物である。

　E 　⑤の反応は，酸化反応である。

英　語

解答　31年度

Ⅰ

〔解答〕

問1　1　B　　2　C　　3　A　　4　A

問2　5　A　　6　D　　7　C　　8　A

〔出題者が求めたポイント〕

問1

1　c<u>o</u>st[ɔ:] / d<u>o</u>ne[ʌ] / g<u>o</u>ne[ɔ:] / l<u>o</u>st[ɔ:]

2　beh<u>a</u>ve[ei] / del<u>a</u>y[ei] / gar<u>a</u>ge[a:] / s<u>a</u>le[ei]

3　gr<u>ou</u>p[u:] / bl<u>oo</u>d[ʌ] / c<u>ou</u>ntry[ʌ] / t<u>ou</u>gh[ʌ]

4　ch<u>ea</u>p[i:] / h<u>ea</u>d[e] / m<u>ea</u>nt[e] / inst<u>ea</u>d[e]

問2

5　mód-ern / oc-cúr / po-líte / suc-céed

6　ál-most / nó-tice / plás-tic / un-tíl

7　cáb-i-net / él-e-ment / um-brél-la / ú-su-al

8　ad-ván-tage / ín-dus-try / óp-po-site / sép-a-rate

Ⅱ

〔解答〕

問1　9　C　　10　B　　11　C　　12　B

　　　13　D　　14　C　　15　D　　16　A

問2　17　E　　18　B

　　　19　G　　20　C

　　　21　G　　22　D

　　　23　E　　24　G

〔出題者が求めたポイント〕

問1

9　rely on ～「～に頼る」。

10　think of A as B「A を B と見なす」。

11　place importance on ～「～を重視する」。

12　acceptable「好ましい、容認できる」。topic を修飾する形容詞が正解。

13　someone to talk to「話しかける（相手の）人」

14　must have Vp.p.「～したに違いない」。

15　the man whose wife is from Japan「その妻が日本出身のあの男」。

16　I'm just looking.「見てるだけ（買うつもりはない）」。

問2　略

〔問題文訳〕

問1

9　困ったら、あなたはアドバイザーに頼ることができる。

10　花子はまだ神戸を自分の故郷だと見なしていた。

11　私の会社は宣伝を重視している。

12　死は、夕食の席において好ましい話題ではない。

13　気が重いときには、話しかける人が必要だ。

14　携帯が見つからない。私はそれをコーヒーショップに置き忘れたに違いない。

15　奥さんが日本出身のあの男が見えますか。

16　「新しいドレスをご試着されますか」「いいえ、結構です。見ているだけです」

問2

正解の英文

(1)　The train (had already departed <u>when</u> she <u>arrived</u> at the) station.

(2)　The charity (concert is <u>to</u> be <u>held</u> next Sunday).

(3)　The leading actress (looks much <u>younger</u> than <u>she</u> really is).

(4)　The (man couldn't <u>make</u> himself <u>understood</u> in French).

Ⅲ

〔解答〕

問1　B　　問2　C　　問3　D　　問4　C

問5　A　　問6　D　　問7　B　　問8　A

〔出題者が求めたポイント〕

問1　What can I do for you today?「あなたのために私は今日何ができますか」が直訳。

問2　get an idea of the cost「費用に関する考えを得る」が直訳。

問3　動詞の shell には、「殻から取り出す」という意味がある。

問4　「誕生日にあげたいもの」だから「特別なもの」が正解。

問5　郵便局員の第4発話に、nuts can only be sent if they have been removed from the shell とある。

問6　郵便局員の第4発話に、There are also special regulations regarding raw nuts that only allow them to be sent if they are in a package that is lighter than two kilograms とある。

問7　設問訳「小包を送る問題を扱うために、マイケルが最初に郵便局員に提案した解決策のひとつは何か」

選択肢訳

A　マイケルは、ペカンの代わりにアーモンドを兄に送るつもりだと示唆した。

B　マイケルは、2キログラム以下のナッツの小包を送るつもりだと示唆した。←マイケルの第4発話に一致

C　マイケルは、ナッツを送るのに真空パックの袋を使うつもりだと示唆した。

D　マイケルは、より大きい包みを使うつもりだと示唆した。

問8　設問訳「小包を送る問題を扱うために、郵便局員はどんな解決策を提案したか」

選択肢訳

A　マイケルは、殻なしペカンナッツの小さい包みを買うべきだ。←郵便局員の第5発話に一致

B　マイケルは、より大きい包みを使うべきだ。

　C　マイケルは、自分で真空パックの容器の中にアーモンドを入れるべきだ。
　D　マイケルは、カリフォルニアの郵便局から兄に小包を送るべきだ。

〔全訳〕
マイケルは郵便局に荷物を送ります。
郵便局員：はい、お客様。今日のご用件は何でしょうか。
マイケル：オーストラリアの兄に荷物を送りたいのですが。
郵便局員：かしこまりました。まず、費用を見るために重さをはかりましょう。うーん、３キログラムを少し超えていますね。パッケージには何が入っていますか。
マイケル：ここジョージア産のペカンナッツを送るつもりです。オーストラリアではあまり簡単に買えないのです。しかも、我々がここで入手するナッツほど新鮮ではありません。
郵便局員：ナッツはまだ殻つきですか、それとも殻をむいたものですか。
マイケル：まだ殻がついています。その方が新鮮で一番おいしいからです。
郵便局員：本当に申し訳ないですが、残念ながらこれをオーストラリアに送ることができません。オーストラリアには厳格な郵便規制があり、ナッツは殻をむいた場合にのみ送ることができるのです。また、それが２キログラムより軽い包みに入っている場合にのみ郵送を許可する、生ナッツに関する特別な規制もあるのです。
マイケル：それでは、殻をむいて２キログラム以下の包みに入れれば大丈夫でしょうか。
郵便局員：いいえ。真空パックされる必要があり、それは通常、加工工場で行われることです。これをご自身でされるのは現実的ではないと思います。包装前に殻を取り除いたナッツの、より小さい包みを彼に買ってあげることをお勧めします。この地域の店で殻なしペカンを見つけることができるはずです、さもなければ、カリフォルニア産のアーモンドか他の製品を彼に送ってあげることはできるでしょう。
マイケル：アドバイスや提案をありがとう。殻なしペカンの包みを見つけることにします。そして、もし見つからなければ、彼が一番欲しいと思うものを考える必要がありますね。誕生日プレゼントなので、特別なものであってほしいのです。彼はオーストラリアに長い間滞在しているので、今年はプレゼントとしてアメリカ的なものを彼にあげようと思います。彼は長年家に帰っていません。だから、彼が少年の頃ここで楽しんだ何かをありがたく思うだろうと、私は考えるのです。

Ⅳ
〔解答〕
問１　B　　問２　C　　問３　C

問４　B　　問５　A　　問６　C
〔出題者が求めたポイント〕
問１　分詞構文が入るので、calling が正解。
問２
問３　文脈から、「〜を欠く」の lack が正解。
問４　Although は接続詞、Even は副詞、Regards は名詞、いずれも文構造上入らない。Depending on 〜「〜によって」。構造的にも意味的にも入る。
問５　nor can it be は、否定語の nor が文頭に出たため、it と can が入れ替わる倒置が起きている。as far as we know「我々が知る限り」
問６　動物は今ここのことのみを伝達しないが、人間は過去や未来、遠い場所のことも伝達できる、という文章全体の論旨から C を選ぶ。
〔全訳〕
　あなたのペットの猫が家に帰ってきて、「ニャー」と鳴き声を上げてあなたの足元に立つとき、あなたはこの猫のメッセージを、目の前の時と場所に関するものだと理解するだろう。あなたが猫に、どこにいて何をしていたのかを尋ねても、あなたはたぶん同じ「ニャー」という反応を得るだろう。動物のコミュニケーションは、この瞬間、今ここだけのために意図されているようだ。それは、時と場所において遠く離れた出来事を述べるためには効果的に使えない。あなたの犬が「グルルル」と言うとき、それは「今この瞬間のグルルル」を意味する。なぜなら犬は、「昨夜の、向こうの公園でのグルルル」を伝えることができないからだ。一方、人間の言語の使い手は、通常、「昨夜の、向こうの公園でのグルルル」に相当するメッセージを作ることができ、さらに、「実は、明日戻ってもう少しやるつもりだ」と言うこともできる。人間は過去と未来の時に言及することができるのだ。人間の言語のこの特性は、ディスプレイスメント（移動現象）と呼ばれる。このおかげで、言語の使い手は、目前の環境には存在しないことや出来事について話すことができる。動物のコミュニケーションは一般にこの性質を欠くと考えられている。
　ミツバチのコミュニケーションは、ある種のディスプレイスメントがあるように見えるので、小さな例外と見なすことができる。例えば、ミツバチは蜜の供給源を見つけて巣箱に戻ったとき、他のミツバチにこの蜜のありかを知らせるために、複雑な一連のダンスを踊ることができる。踊りの種類（近くを示す回るダンスや、遠くを示す様々なテンポの尻尾を振るダンス）によって、他のミツバチは新しく発見されたごちそうを見つける場所が分かるのだ。確かに、ミツバチは他のミツバチを食料源に向かわせることができる。しかし、それは最新の食料源でなければならない。それは、「先週末に訪れた、町の反対側にあるあのおいしいバラの茂みではない」。また、我々が知る限り、近い将来ミツバチの楽園で見つかる花の蜜でもない。

V

〔解答〕

39 E 40 D 41 B 42 J 43 C

〔出題者が求めたポイント〕

※子犬と大人の犬の対比が2回（E→CとB→D）あることに注目する。

A「子犬よりも大人の犬を飼った方がよい」
　　↓
E「子犬をしつけるのが大変な例」
　　↓
C「大人の犬はすでにしつけられている」
　　↓
B「子犬はエネルギーがあり、飼い主を疲れさせる」
　　↓
D「大人の犬はおとなしいので、飼い主は楽だ」

〔全訳〕

A

ペットの犬を飼うことを考えている人の多くは、子犬を飼う決断をする。人が子犬を飼う理由はたくさんある。結局のところ、子犬はかわいいし、フレンドリーだし、そして遊び好きだ。しかし、たとえ子犬が良いペットになるとしても、代わりに大人の犬を飼うことを考えるべき十分な理由がある。

E

子犬を手に入れると、あなたはお行儀を教える必要がある。子犬がよくしつけられていること、つまり子犬が家の中のトイレには行かないことを確認する必要がある。お客に飛び乗ったり、あなたの靴に噛みついたりしないように子犬を教える必要がある。首縄と呼ばれる特別なロープにつないで歩くように子犬を訓練する必要がある。これは大変な作業だ。

C

一方、大人の犬を飼っているときは、すでによくしつけられている可能性があり、首縄を付けて歩く方法も知っている可能性が十分ある。また、ほとんどの大人の犬は、飛び乗ったり噛んだりして欲しくないものに飛び乗ったり噛んだりしない。

B

子犬はまた、多大のエネルギーがあり、常に遊びたがる。これは楽しいこともあるが、あなたは子犬が欲するほど遊びたくないかも知れない。子犬は常に一晩中寝ているわけでもないし、あなたがテレビを見ている間、常にあなたを寛がせてくれるわけでもない。

D

対照的に、大人の犬の多くは、あなたが遊びたいと思う時間を待ってくれるだろう。さらに、彼らはあなたが眠っているときに眠り、あなたのすぐ横のソファで、喜んでテレビを見てくれる。

化　学

解答

31年度

〔推　薦〕

I

〔解答〕

問1 ① E　問2 ② A　問3 ③ D　問4 ④ A　問5 ⑤ C

〔出題者が求めたポイント〕

物質の構成

〔解答のプロセス〕

問1 ①　純物質には固有の融点，沸点があるが，混合物には固有の融点，沸点はない。設問の物質のうち混合物は空気，食酢，日本酒，石油，海水，牛乳である。

問2 ②　同素体は同じ元素の単体で構造，性質の異なるもの同士で，酸素 O_2 とオゾン O_3 が該当する。Bは同位体，Cは別の元素の単体，Dは合金，Eは同じ化合物で三態の異なるもの　である。

問3 ③　A,Eともに有機化合物　　B,Cともに無機物質　　D 炭酸ナトリウムは無機化合物，メタンは有機化合物

問4 ④　A 正　水素以外の原子の原子核は陽子と中性子から成るが，水素の大部分を占める ^1H には中性子はない。　B 原子番号は陽子の数　C 質量数は陽子と中性子の数の和である。　D 陽子と中性子の質量はほぼ同じである。　E 同位体ではない。別の元素である。

問5 ⑤　設問中の元素のうち典型元素は Al(13族)，Mg(2族)，Sn(14族)，Sr(2族)，Pb(14族)で，他は遷移元素である。

II

〔解答〕

問1 ⑥ C　問2 ⑦ E　問3 ⑧ D　問4 ⑨ E　問5 ⑩ C

〔出題者が求めたポイント〕

化学の基礎法則，物質量，酸・塩基，酸化剤

〔解答のプロセス〕

問1 ⑥　Aはアボガドロの法則，Bは気体反応の法則，Cは質量保存の法則，Dは定比例の法則，Eはドルトンの原子説　を述べている。よってCが正。

問2 ⑦　標準状態で 112mL の窒素は

$$\frac{112\,\mathrm{mL}}{22400\,\mathrm{mL/mol}} = 0.00500\,\mathrm{mol}$$

その質量は　$28\,\mathrm{g/mol} \times 0.00500\,\mathrm{mol} = 0.14\,\mathrm{g}$
よってEが正

問3 ⑧　H^+ を与える物質が酸，H^+ を受け取る物質が塩基なので H^+ の移動の方向を考える。

A　$H_2O \longrightarrow NH_3$　　H_2O は酸
B　$HCl \longrightarrow HCO_3^-$　　HCl は酸
C　$H_2O \longrightarrow CO_3^{2-}$　　H_2O は酸
D　$HCl \longrightarrow H_2O$　　H_2O は塩基　…正
E　$HSO_4^- \longrightarrow H_2O$　　HSO_4^- は酸

問4 ⑨　A,B 酸化剤でも還元剤でもない。
C,D 還元剤
$$H_2S \longrightarrow S + 2H^+ + 2e^-$$
$$(COOH)_2 \longrightarrow 2CO_2 + 2H^+ + 2e^-$$
E 酸化剤である。
$$Cr_2O_7^{2-} + 14H^+ + 6e^- \longrightarrow 2Cr^{3+} + 7H_2O$$

問5 ⑩　ある酸の濃度を x〔mol/L〕とすると，中和の関係　酸の物質量×価数＝塩基の物質量×価数　より

$$x〔\mathrm{mol/L}〕 \times \frac{10}{1000}\,\mathrm{L} \times 1 = 0.10\,\mathrm{mol/L} \times \frac{5.0}{1000}\,\mathrm{L} \times 1$$

$$x = 0.050\,\mathrm{mol/L}$$

pH 3.0 $\Rightarrow [H^+] = 1.0 \times 10^{-3}\,\mathrm{mol/L}$
酸の電離による $[H^+] = cn\alpha$
$= 0.050\,\mathrm{mol/L} \times 1(価) \times \alpha$
$= 1.0 \times 10^{-3}\,\mathrm{mol/L}$
$\alpha = 0.020$

III

〔解答〕

問1 ⑪ E　問2 ⑫ B　問3 ⑬ C　問4 ⑭ A　問5 ⑮ E

〔出題者が求めたポイント〕

無機物質

〔解答のプロセス〕

問1 ⑪　A 単体としては天然に存在しない。
B 光ファイバーは二酸化ケイ素。
C 二酸化ケイ素は水に溶けない。水ガラスの成分はケイ酸ナトリウム。
D 酢酸と塩基 → ギ酸と濃硫酸　　E 正

問2 ⑫　A 正
$$CaSO_4 \cdot \frac{1}{2}H_2O + \frac{3}{2}H_2O \longrightarrow CaSO_4 \cdot 2H_2O$$
B 誤り　還元力 → 酸化力
$$HClO + H^+ + 2e^- \longrightarrow Cl^- + H_2O$$
C 正　半導体という。　D 正　　E 正

問3 ⑬　A 正　酸化力の順は，$F_2 > Cl_2 > Br_2 > I_2$
B 正　$Cl_2 + H_2O \rightleftharpoons HCl + HClO$
C 誤り　塩化水素 → 塩素　塩化水素では反応しない。
$$2KBr + Cl_2 \longrightarrow 2KCl + Br_2$$
D 正
E, F 正　HF は弱酸，HCl, HBr, HI は強酸。

問4 ⑭　Mg が該当　$Mg + 2HCl \longrightarrow MgCl_2 + H_2$
NaOH には溶けない。
Al, Zn, Sn は両性金属で，塩酸にも水酸化ナトリウムにも溶ける。Ag と Cu はどちらにも溶けない。

問5 ⑮　一般に2配位の錯イオンは直線形，4配位の錯イオンは正四面体形，6配位の錯イオンは正八面体形であり，$[Zn(NH_3)_4]^{2+}$ は正四面体形，$[Ag(NH_3)_2]^+$ は直線形である。$[Cu(NH_3)_4]^{2+}$ は4配位であるが，他と異なり正方形である。Eが正。

Ⅳ

〔解答〕

問1 $\boxed{16}$ C　問2 $\boxed{17}$ B　問3 $\boxed{18}$ C　問4 $\boxed{19}$ C　問5 $\boxed{20}$ B

〔出題者が求めたポイント〕

気体，結晶，化学反応とエネルギー，燃料電池

〔解答のプロセス〕

問1 $\boxed{16}$　理想気体は分子の体積がなく分子間に分子間力が働かない気体なので，気体の状態方程式に厳密に従い，PV/nRT の値は常に1である。Cが正。

問2 $\boxed{17}$　A，C，D，E，Fは分子から成る物質で結晶は分子結晶であるが，Bの二酸化ケイ素 SiO_2 には分子がなく，結晶は共有結合結晶である。Bが正。

問3 $\boxed{18}$　A 正　　B 正　$c-b$ は H_2（気）＋I_2（気）と 2HI（気）とのエネルギー差で反応熱を示している。
C 誤り　活性化状態は H_2, I_2 と HI とが結合した中間の状態（イ）で，原子に分かれた状態（エ）ではない。
D 正　　E 正

問4 $\boxed{19}$　混合前の容器2の圧力を x〔Pa〕，混合後の窒素と酸素の分圧を p_1〔Pa〕，p_2〔Pa〕とすると，ボイルの法則より
$$1.2\times10^5\,\text{〔Pa〕}\times8.0\text{L}=p_1\text{〔Pa〕}\times10.0\text{L}\quad\cdots①$$
$$x\text{〔Pa〕}\times2.0\text{L}=p_2\text{〔Pa〕}\times10.0\text{L}\quad\cdots②$$
$\dfrac{①}{②}$ より，$\dfrac{1.2\times10^5\times4}{x}=\dfrac{p_1}{p_2}$

$p_1:p_2=3:1$ であるから
$$x\text{〔Pa〕}=\dfrac{1.2\times10^5\text{Pa}\times4}{3}=1.6\times10^5\text{〔Pa〕}$$

問5 $\boxed{20}$　$H_2 \longrightarrow 2H^+ + 2e^-$

1分間に x〔L〕の H_2 が流れると10分間には $10x$〔L〕で，$\dfrac{10x}{22.4}$〔mol〕。1mol の H_2 が反応すると 2mol の e^- が流れるから，流れた e^- は，$\dfrac{10x}{22.4}\times2\times\dfrac{40}{100}$ mol。

これをクーロンに換算すると
$$9.65\times10^4\text{C/mol}\times\dfrac{10x}{22.4}\times2\times\dfrac{40}{100}\text{mol}=9.65\times10^7\text{C}$$
$$x=2800≒2.8\times10^3\text{〔L/min〕}$$

Ⅴ

〔解答〕

問1 $\boxed{21}$ C　問2 $\boxed{22}$ G　問3 $\boxed{23}$ B　問4 $\boxed{24}$ D　問5 $\boxed{25}$ E

〔出題者が求めたポイント〕

有機化合物の推定，反応

〔解答のプロセス〕

問1 $\boxed{21}$　エステル(ア)を加水分解して得られる化合物(イ)は分子式よりアルコール C_4H_9OH である。よって化合物(ウ)はカルボン酸で，加熱により H_2O がとれているから2価カルボン酸 $C_6H_4(COOH)_2$。よってエステル(ア)は $C_6H_4(COOC_4H_9)_2$，分子式 $C_{16}H_{22}O_4$ で題意と合致する。

化合物(ウ)は容易に脱水するから，オルト二置換体の

フタル酸

化合物(イ)を酸化して得られる化合物(エ)は還元性を示さないのでケトンで，炭素数よりエチルメチルケトン $CH_3CH_2COCH_3$（分子式 C_4H_8O），化合物(イ)は酸化によりケトンを生じるから第二級アルコールの2-ブタノール $CH_3CH_2CH(OH)CH_3$，従って化合物(ア)はフタル酸と2-ブタノールのジエステル。

となる。

問2 $\boxed{22}$　①エステルの加水分解反応である。
②分離している2液を分けるには分液ろうとを用いる。このときジエチルエーテルの密度は水より小さい（0.71g/cm³）のでエーテル層は上，水層は下になる。よってGが正。

問3 $\boxed{23}$　化合物(イ)（分子式 $C_4H_{10}O$）にはアルコール4種類，エーテル3種類の構造異性体があり，酸化されてカルボン酸になるのは第一級アルコールの2種類（次式 a, c）である。

C_4H_9OH の構造異性体

(a) $CH_3-CH_2-CH_2-CH_2-OH$

(b) $CH_3-CH_2-CH(OH)-CH_3$

(c) $CH_3-\underset{CH_3}{CH}-CH_2-OH$　　(d) $CH_3-\underset{\underset{OH}{|}}{\overset{\overset{CH_3}{|}}{C}}-CH_3$

(b)は第二級アルコールで酸化によりケトンになる …化合物(イ)

(d)は第三級アルコールで，酸化されない。

問4 $\boxed{24}$　化合物(ウ)は　　　A 正

B 正　メタ二置換体とパラ二置換体の2種

イソフタル酸　　　テレフタル酸

C 正　カルボン酸は炭酸より強い酸である。
$$RCOOH + NaHCO_3 \longrightarrow RCOONa + H_2O + CO_2$$

D 誤　テレフタル酸が生じる。　E 正

問5 $\boxed{25}$　A 正　　B 正　CH_3CO-構造があり反応する。
$$CH_3COCH_2CH_3 + 3I_2 + 4NaOH$$
$$\longrightarrow CHI_3 + CH_3CH_2COONa + 3NaI + 3H_2O$$
ヨードホルム

C 正　アルコールは$-OH$の部分で水素結合をするので沸点が高くなる。

D 正　酸無水物の無水フタル酸である。

(ウ) → (オ) ＋ H_2O

E 誤　酸化 → 分子内脱水。

2018.11.24 神戸学院大学

「英語・化学」解答用紙

対象学部・学科

学 部	学 科
薬	薬

フリガナ

氏名

受験番号欄
（受験番号を記入し、その下のマーク欄にマークしてください）

百万位 十万位 万位 千位 百位 十位 一位

欠席者マーク ○ ← 監督者記入

（5150）

英語に関する内容（基礎的な適性調査）

解答番号	解答欄	解答番号	解答欄	解答番号	解答欄
1		16		31	
2		17		32	
3		18		33	
4		19		34	
5		20		35	
6		21		36	
7		22		37	
8		23		38	
9		24		39	
10		25		40	
11		26		41	
12		27		42	
13		28		43	
14		29			
15		30			

化学に関する内容（基礎的な適性調査）

解答番号	解答欄	解答番号	解答欄
1		14	
2		15	
3		16	
4		17	
5		18	
6		19	
7		20	
8		21	
9		22	
10		23	
11		24	
12		25	
13			

この解答用紙は 124％に拡大すると、ほぼ実物大になります。

平成30年度

問 題 と 解 答

英 語

問題

30年度

11月25日試験

Ⅰ 各問に答えよ。（16点）

問1 1 ～ 4 において，下線部の発音が他と**異なるもの**を，それぞれの**A～D**のうちから**1つ**
選べ。

| 1 | **A** grow<u>s</u> | **B** know<u>s</u> | **C** tell<u>s</u> | **D** work<u>s</u> |

| 2 | **A** pro<u>g</u>ress | **B** <u>g</u>reat | **C** <u>g</u>iant | **D** re<u>g</u>ret |

| 3 | **A** b<u>oa</u>t | **B** abr<u>oa</u>d | **C** fl<u>oa</u>t | **D** thr<u>oa</u>t |

| 4 | **A** def<u>ea</u>t | **B** ch<u>ea</u>t | **C** sw<u>ea</u>t | **D** wh<u>ea</u>t |

問2 5 ～ 8 において，最も強く読む音節の位置が他と**異なるもの**を，それぞれの**A～D**の
うちから**1つ**選べ。

| 5 | **A** cli-mate | **B** en-tire | **C** ef-fort | **D** scis-sors |

| 6 | **A** anx-ious | **B** con-quer | **C** im-age | **D** tech-nique |

| 7 | **A** at-ten-tion | **B** a-chieve-ment | **C** rec-om-mend | **D** con-clud-ed |

| 8 | **A** ex-per-i-ment | **B** in-ves-ti-gate | **C** con-sid-er-ing | **D** nev-er-the-less |

Ⅱ　各問に答えよ。（32点）

問1　 9 ～ 16 において，空所を満たすのに最も適切なものを，それぞれのA～Dのうちから
１つ選べ。

9 　The doctor said that the operation wouldn't take long, ⬚ was true.

　A　it　　　　　**B**　and　　　　　**C**　what　　　　　**D**　which

10 　The team had to give up because the situation was ⬚ their control.

　A　down　　　　**B**　beyond　　　　**C**　up　　　　　**D**　into

11 　It ⬚ that I had made a mistake in my calculation.

　A　made out　　**B**　took out　　　**C**　went out　　　**D**　turned out

12 　I wanted to split the bill but John insisted ⬚ paying.

　A　into　　　　**B**　on　　　　　**C**　with　　　　　**D**　for

13 　Who is the boy ⬚ the game over there?

　A　watching　　**B**　watched　　　**C**　watches　　　**D**　has watched

14 　This town is ⬚ to the construction of a factory.

　A　opposed　　**B**　against　　　**C**　favor　　　　**D**　for

15 　We hope ⬚ meet the new girl at the party.

　A　on　　　　**B**　at　　　　　**C**　for　　　　　**D**　to

16 　The dog ⬚ from home.

　A　ran away　　**B**　run away　　　**C**　running away　　　**D**　to run away

問2　[17]～[24]　次の日本文の意味を表すように(1)～(4)それぞれのＡ～Ｇを最も適切な順序に並べかえたとき，３番目と５番目にくるものを選べ。

(1)　カレンに私達を手伝ってくれるか尋ねていただけませんか。

Would you [　　] [　　] [17] [　　] [18] [　　] [　　] us out?

A asking **B** if **C** Karen **D** help

E mind **F** would **G** she

(2)　私は運よく，失くした鍵を見つけた。

I was [　　] [　　] [19] [　　] [20] [　　] [　　] lost.

A that I **B** to **C** lucky **D** the key

E enough **F** find **G** had

(3)　サッカーをしていた若い男達は，とてものどが渇いていた。

The [　　] [　　] [21] [　　] [22] [　　] [　　].

A who **B** young **C** playing soccer **D** thirsty

E men **F** were **G** were very

(4)　停止するまで，シートベルトを締めて座席に座っていてください。

Please remain [　　] [　　] [23] [　　] [24] [　　] [　　] a stop.

A with **B** until **C** to **D** seated

E we come **F** your seatbelt **G** fastened

Ⅲ　次の会話文の空所　25　～　32　を満たすのに最も適切なものを，それぞれの**A**～**D**のうちから**1**つ
選べ。（16点）

Two women are talking in a coffee shop.

Mayumi : Hello, Noriko!　I haven't seen you since July.　How have you been?

Noriko : Hello, Mayumi.　I've been busy　25　I last saw you.　My family takes a vacation for
two weeks every summer in early August, and I made all the travel arrangements this
year.

Mayumi : Now I know why you were so busy.　Where did you go?

Noriko : Originally, we wanted to go to Sweden.　Our family has visited southern Europe in
the　26　, so this summer I wanted to visit northern Europe.　However, the Japanese
yen has been quite　27　recently, so hotels in Sweden seemed expensive.　After
doing some research, I realized that central Europe provided better value.

Mayumi : I don't know much about central Europe.　28　?

Noriko : Yes, very.　We visited the Czech Republic.　Everyone really enjoyed it and found it
fascinating.

Mayumi : The Czech Republic!　Isn't Prague in the Czech Republic?

Noriko : That's right.　We spent most of our time in Prague since there was so much to
see and do there.　However, we also wanted to see Vienna, so we took a train to
Austria　29　.

Mayumi : I would love to visit Vienna!　Perhaps you can help me plan a trip for my family next
year.　I don't know if we can get　30　for two weeks, though.　Do you think we can
see both Prague and Vienna if we only have one week of vacation time?

Noriko :　31　.　You just need to plan your trip well.　My　32　is to spend three days in
each place.　You will need about one day for travel between the two cities if you use
the trains, but you might want to consider flying in order to save time.

Mayumi : That sounds like a good idea.　Thanks a lot!

25	**A** for	**B** while	**C** since	**D** at

26	**A** past	**B** scenery	**C** world	**D** day

27	**A** weak	**B** money	**C** usual	**D** exchange

28　**A** Was it interested　　**B** Was it interesting
　　C Was it tired　　**D** Were you tiring

29 A during the second month of our vacation

B during the second time of our vacation

C during the second week of our vacation

D during the second place of our vacation

30 A after   B to   C their   D away

31 A No, it's not possible   B Yes, of course

C No, you shouldn't   D Yes, you have some

32 A advice   B wonder   C suggest   D consider

IV 次の英文を読んで，各問に答えよ。(21点)

　　A 　They often invite friends over for a meal, a party, or just for coffee and conversation. Many North Americans have fairly large homes with a large area for parking cars, so it is easy and common to have people over.　It is also cheaper than meeting at a coffee shop or restaurant, and they get to know each other better without the background noise common to a public place.　Here are the kinds of things people say when they invite someone to their home:

　　"Would you like to come over for dinner Saturday night?"

　　"Hey, we're having a party on Friday.　　**ア**　"

　　B 　To reply to an invitation, either say thank you and accept using a reply such as "Thanks, I'd love to.　What time would you like me to come?" or say you're sorry and give an excuse, such as "Oh, sorry.　I have tickets for a movie."

　　Sometimes, however, people use expressions that sound like invitations but which are not real invitations.　For example:

　　"Please come over for a drink sometime."

　　"Let's get together for lunch soon."

　　"Why don't you come over and see us sometime soon?"

　　These are really just polite ways of ending a conversation.　They are not real invitations because they don't mention a specific time or date.　They just show that the person is trying to be friendly.

　　C 　To reply to expressions like these, people just say "Sure, that would be great!" or "OK, yes, thanks."

　　D 　So the next time you hear what sounds like an invitation, <u>listen carefully</u>.　Is it a real
(イ)
invitation or is the person just being friendly?

Jack C. Richards, Jonathan Hull & Susan Proctor (1990) *Interchange English for International Communication 1* を参考に作成

問1　**33**　空所　**ア**　を満たすのに最も適切なものを，**A**～**D**のうちから**1つ**選べ。

　　A　Can you come?　　　**B**　Are you sure?

　　C　Please try one.　　　**D**　Don't worry about it.

問2　**34**　下線部（**イ**）が意味するものを，**A**～**D**のうちから**1つ**選べ。

　　A　You should say yes.

　　B　You should try to understand the real meaning.

　　C　You should invite the other person to your home.

　　D　You should respond quickly to the invitation.

問3 ☐35☐ 本文の内容に**合致しないもの**を，**A**～**D**のうちから**1つ**選べ。

A 招待したくない時でも，まず，相手の都合の良い日時を尋ねる。

B 招待に対しては「ありがとう。何時に行けばいいですか。」などと答える。

C 会話の終わりには「いつか私の家に来ませんか。」と言うこともある。

D 北アメリカでは家は比較的大きいので，人を家に招待するのはかなり一般的である。

問4 ☐36☐ 次の文は本文中の空所 ☐A☐ ～ ☐D☐ のどこにあてはめると最も適切か。**A**～**D**の
うちから**1つ**選べ。

People enjoy entertaining at home in Canada and the United States.

問5 ☐37☐ ・ ☐38☐ において本文の内容に合致するように，書き出しに続く最も適切なものを，
それぞれの**A**～**D**のうちから**1つ**選べ。

☐37☐ When a person wants to accept an invitation, he or she might say " _____."

A Sounds happy　　**B** Sounds polite　　**C** Sounds busy　　**D** Sounds good

☐38☐ When people in America or Canada want to entertain guests, the _____.

A guests are invited to visit the host's home

B hosts provide a polite way of ending a conversation

C hosts do not mention a time or date

D guests must listen carefully in order to be friendly

V　以下の **A～E** の英文は，本来は **A の部分から始まる**一つのまとまった文章だが，設問のために **B～E** は順番がばらばらになっている。**B～E** を正しく並べ替えたとき，設問 $\boxed{39}$ ～ $\boxed{43}$ に該当する記号を答えよ。なお，次に続くものがなく，それ自身が文章の最後である場合には，**J** をマークせよ。(15点)

$\boxed{39}$ **A** の次に続くもの

$\boxed{40}$ **B** の次に続くもの

$\boxed{41}$ **C** の次に続くもの

$\boxed{42}$ **D** の次に続くもの

$\boxed{43}$ **E** の次に続くもの

A　Kent Wilson's alarm clock rings at 5:30 a.m. every morning.　Kent is a dog walker, which means he gets paid to take other people's dogs for a walk when the owners are at work or on vacation.

B　Once the dogs have spent an hour playing in the park or on the beach, Kent puts them back in his van.　He takes each dog home and feeds it, staying until the dog finishes.　Then Kent picks up another five dogs.　Kent takes 15 dogs for a walk every morning, and it keeps him quite busy.

C　Kent says "I can usually finish around noon, and then go back home and relax a bit and have lunch.　I love dogs and I take good care of them, plus I get exercise too.　This job is very hard work and walking so many dogs keeps me busy from early in the morning, but I love it."

D　After he has breakfast, Kent picks up five dogs from their homes and takes them to the park in his van.　The dogs run around together, and Kent throws balls for them to chase. Sometimes he takes them to the beach if the sun is shining.

E　In the evening, Kent will also feed other pets for people when they are away.　"I take care of all kinds of pets, such as cats, rabbits, mice and fish," says Kent.　Those animals are easier than dogs, as he doesn't need to take them outside and he can take care of them at night.　"But I don't have any pets of my own," says Kent.　"I don't have time to look after them!"

Gillian Flaherty, James Bean & Shinichi Harada (2016) *Break Away 1* を参考に作成

化 学

問題

30年度

11月25日試験

次の $\boxed{I}$ 〜 $\boxed{IV}$ の各設問の解答を，指示に従ってそれぞれの解答群（**A**，**B**，**C**，…）のうちから選んで解答用紙にマークせよ。

必要であれば，定数および原子量は次の値を用いよ。標準状態は，0℃，1.0×10⁵ Pa とする。なお，問題文中の体積の単位記号Lは，リットルを表す。

（定　数）気体定数　　　$R = 8.3 \times 10^3$ Pa·L/(K·mol)

　　　　　ファラデー定数　$F = 9.65 \times 10^4$ C/mol

　　　　　アボガドロ定数　$N_A = 6.02 \times 10^{23}$/mol

（原子量）H　1.0　　　He　4.0　　　C　12　　　N　14　　　O　16　　　Na 23　　　Mg 24

　　　　　Al 27　　　S　32　　　Cl 35.5　　　Ar　40　　　K　39　　　Ca 40　　　Mn 55

　　　　　Fe 56　　　Cu 64　　　Zn 65　　　Ag 108　　　Pb 207

$\boxed{I}$　次の**問1**〜**問5**に答えよ。（25点）

問1　$\boxed{1}$　身のまわりの出来事と，それに関係する反応や変化の組合せとして**誤っているもの**を，次の**A**〜**F**のうちから**1つ**選べ。

	身のまわりの出来事	反応や変化
A	漂白剤を使うと，洗濯物が白くなった。	酸化・還元
B	水にぬれたままの衣服をしばらく着ていたら，身体が冷えた。	蒸発
C	夜空に上がった花火がさまざまな色を示した。	炎色反応
D	衣装ケースの中に入れてあったナフタレンを主成分とする防虫剤が小さくなった。	風解
E	包装の中にシリカゲルが入れてあったので，中の食品が湿らなかった。	吸着
F	炭酸水素ナトリウムを主成分とするベーキングパウダーを用い，オーブンで焼いてケーキをふくらませた。	熱分解

問2 ２ 天然での存在比が 75：25 である ^{35}X と ^{37}X のそれぞれが，^{23}Y と 1：1 の比率で結合して
できる化合物の平均式量に最も近い数値を，次の**A**〜**F**のうちから**1つ**選べ。ただし，原子の相対質量
は質量数に等しいものとする。

    A 58.0　　　**B** 58.5　　　**C** 59.0　　　**D** 59.5　　　**E** 60.0　　　**F** 95.0

問3 ３ 次の図は物質の状態変化を示したものである。図中の①〜③の現象と関連した下の記述
ア〜**ウ**の正誤の組合せとして正しいものを，その下の**A**〜**H**のうちから**1つ**選べ。

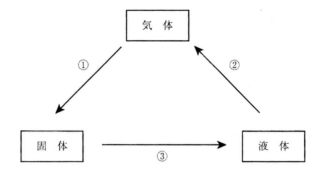

  ア　外が寒いとき，窓ガラスの内側が曇るのは①の現象である。
  イ　洗濯物が乾くのは②の現象である。
  ウ　ドライアイスが小さくなるのは③の現象である。

	A	B	C	D	E	F	G	H
ア	正	正	正	正	誤	誤	誤	誤
イ	正	正	誤	誤	正	正	誤	誤
ウ	正	誤	正	誤	正	誤	正	誤

問4 ４ 次の分離操作**A**〜**E**において，分液ろうとを用いて抽出するものはどれか。最も適切な
ものを**1つ**選べ。

  A　ヨウ素ヨウ化カリウム水溶液からヨウ素を分離する。
  B　少量の硫酸銅（Ⅱ）が混在する硝酸カリウムから硝酸カリウムを分離する。
  C　塩化ナトリウム水溶液から塩化ナトリウムを分離する。
  D　液体空気から酸素を分離する。
  E　鉄粉が混ざったガソリンから鉄粉を分離する。

問5　　5　　次の**ア**〜**ウ**で示されたものを比較したとき，物質量(mol)の大小関係として最も適切な
ものを，下の**A**〜**F**のうちから**1つ**選べ。

　　ア　11.7 g の塩化ナトリウム

　　イ　2.70 g の水に含まれる水素原子

　　ウ　標準状態で，4.48 L の水素中の電子

　　A　ア＞イ＞ウ　　　**B**　ア＞ウ＞イ　　　**C**　イ＞ア＞ウ

　　D　イ＞ウ＞ア　　　**E**　ウ＞ア＞イ　　　**F**　ウ＞イ＞ア

Ⅱ　次の**問1**〜**問5**に答えよ。（25点）

問1　　6　　次の電子配置をもつ原子**ア**〜**オ**に関する下の記述**A**〜**F**のうちから，適切なものを**2つ**選べ。ただし，図の中心の灰色の丸（◎）は原子核を，黒色の丸（●）は電子を，同心円は電子殻を，それぞれ表す。

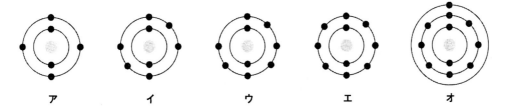

ア　　　　　イ　　　　　ウ　　　　　エ　　　　　オ

A　第1イオン化エネルギーが最も小さいものは**ウ**である。

B　電子親和力が最も大きいものは**オ**である。

C　最も安定な電子配置をもち，化合物をつくりにくいものは**エ**である。

D　単体で共有結合の結晶をつくるものは**ア**である。

E　**イ**と**ウ**の原子の大きさを比較すると，**イ**の方が小さい。

F　**イ**の原子には質量数が14，中性子の数が8の同位体が考えられる。

問2　　7　　細かく砕いた大理石2.20 gに十分量の希塩酸を加えたところ，標準状態で448 mLの気体が発生した。大理石中の炭酸カルシウムのみが反応し，その反応は完全に行われたものとすると，大理石中の炭酸カルシウムの含有率(%)はいくらか。最も近い数値を，次の**A**〜**F**のうちから**1つ**選べ。

A　22.7　　　　**B**　34.9　　　　**C**　45.7　　　　**D**　68.2　　　　**E**　90.9　　　　**F**　100

問3　　8　　中和滴定に関する次の記述**ア**〜**ウ**の正誤の組合せとして正しいものを，下の**A**〜**H**のうちから**1つ**選べ。

ア　ビュレット，ホールピペット，メスフラスコは使用する溶液で内壁を洗ってから使用する。

イ　弱塩基の水溶液を強酸で中和滴定する際の指示薬には，メチルオレンジを用いる。

ウ　水酸化ナトリウム1.0 gを溶かした100 mLの水溶液を完全に中和するには，0.25 mol/Lの硫酸が20 mL必要である。

	A	B	C	D	E	F	G	H
ア	正	正	正	正	誤	誤	誤	誤
イ	正	正	誤	誤	正	正	誤	誤
ウ	正	誤	正	誤	正	誤	正	誤

問4 　9　 ハロゲンとその化合物に関する次の記述ア～ウの正誤の組合せとして正しいものを，下の
A～Hのうちから1つ選べ。

ア 単体はいずれも二原子分子である。

イ 単体と水素との反応性は，原子番号が小さいほど高い。

ウ ハロゲン化水素はすべて水によく溶け，その水溶液は強酸性を示す。

	A	B	C	D	E	F	G	H
ア	正	正	正	正	誤	誤	誤	誤
イ	正	正	誤	誤	正	正	誤	誤
ウ	正	誤	正	誤	正	誤	正	誤

問5 　10　 次の記述ア～ウにあてはまる金属の組合せとして最も適切なものを，下のA～Hのうち
から1つ選べ。

ア 常温で液体の金属であり，蒸気は神経をおかし，きわめて有毒である。

イ 乾電池の電極や5円硬貨の成分として使われ，水酸化物は塩酸，水酸化ナトリウム水溶液および
アンモニア水に溶解する。

ウ 2価のイオンには還元力があり，4価のイオンに酸化されやすい。青銅の成分である。

	ア	イ	ウ
A	水銀	銀	鉛
B	水銀	銀	スズ
C	水銀	亜鉛	鉛
D	水銀	亜鉛	スズ
E	白金	銀	鉛
F	白金	銀	スズ
G	白金	亜鉛	鉛
H	白金	亜鉛	スズ

Ⅲ 次の**問1**〜**問5**に答えよ。（25点）

問1 ｜ 11 ｜ 濃硫酸に関する次の記述**A〜E**のうちから，**誤っているもの**を**1つ**選べ。

　　A 無色の重い不揮発性の液体で，粘性が高い。

　　B 吸湿性が強く，乾燥剤として用いられる。

　　C 加熱すると，強い酸化作用を示す。

　　D 有機化合物に対する脱水作用がある。

　　E 銅を加えて加熱すると，三酸化硫黄が生じる。

問2 ｜ 12 ｜ カルシウムとその化合物に関する次の記述**A〜E**のうちから，**誤っているもの**を**1つ**選べ。

　　A 単体は，水と反応して水素を発生する。

　　B 石灰水に呼気を通じると，白濁する。

　　C 塩化物は水に溶けにくいが，硫酸塩は水によく溶ける。

　　D 水酸化物の水溶液は，強い塩基性を示す。

　　E 炭酸塩を強熱すると分解し，二酸化炭素を発生する。

問3 ｜ 13 ｜ 次の物質**A〜H**のうちから，下線部の原子の酸化数が最も大きいものを**1つ**選べ。

　　A $\underline{Cl}_2$　　　　**B** $\underline{P}_2O_5$　　　　**C** $\underline{Mn}O_2$　　　　**D** $\underline{Na}^+$

　　E $\underline{S}O_4^{2-}$　　　**F** $K\underline{Mn}O_4$　　　**G** $K_2\underline{Cr}_2O_7$　　　**H** $\underline{C}O_2$

問4 ｜ 14 ｜ 酸化還元反応に関する次の記述**A〜E**のうちから，**誤っているもの**を**2つ**選べ。

　　A 酸化還元反応では，還元剤が酸化される。

　　B 硫酸酸性水溶液中で，過マンガン酸カリウムは過酸化水素で酸化される。

　　C 硫酸銅（Ⅱ）水溶液に鉄を入れると，銅（Ⅱ）イオンは還元され，赤色の銅が析出する。

　　D ナトリウムと水の反応では，ナトリウムが還元される。

　　E 過酸化水素は，反応する物質によっては，還元剤としてはたらく。

問5 ｜ 15 ｜ 次の金属イオンと配位子で生成する錯イオンの，配位数と立体構造の組合せ**A〜E**の
うちから，**誤っているもの**を**2つ**選べ。

	金属イオン	配位子	配位数	立体構造
A	Ag^+	NH_3	4	正方形
B	Cu^{2+}	NH_3	4	正方形
C	Zn^{2+}	OH^-	4	正四面体形
D	Fe^{2+}	CN^-	4	正四面体形
E	Fe^{3+}	CN^-	6	正八面体形

Ⅳ 次の**問1～問4**に答えよ。（25点）

問1 0.20 mol/L の1価の酸の水溶液 10 mL を，ある塩基の水溶液で中和滴定したところ，塩基の水溶液の滴下量と pH の関係は，次の図のようになった。 16 ・ 17 に答えよ。

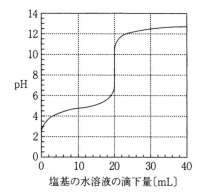

16 この滴定に関する次の記述**ア～ウ**の正誤の組合せとして正しいものを，下の**A～H**のうちから**1つ**選べ。

ア この1価の酸は強酸である。

イ この滴定に適した指示薬はフェノールフタレインである。

ウ この滴定に用いた塩基の水溶液を用いて，0.10 mol/L の硫酸 10 mL を中和滴定すると，中和に要する滴下量は 10 mL である。

	A	B	C	D	E	F	G	H
ア	正	正	正	正	誤	誤	誤	誤
イ	正	正	誤	誤	正	正	誤	誤
ウ	正	誤	正	誤	正	誤	正	誤

17 滴定に用いた塩基の水溶液として最も適切なものを，次の**A～F**のうちから**1つ**選べ。

A 0.050 mol/L のアンモニア水

B 0.050 mol/L の水酸化ナトリウム水溶液

C 0.10 mol/L のアンモニア水

D 0.10 mol/L の水酸化ナトリウム水溶液

E 0.20 mol/L のアンモニア水

F 0.20 mol/L の水酸化ナトリウム水溶液

問2 　18 　次の図は，硝酸カリウムの溶解度曲線である。この図をもとにして，下の記述の
　ア 　〜 　ウ 　に入る数値に最も近い数値の組合せを，その下の**A**〜**H**のうちから**1つ**選べ。

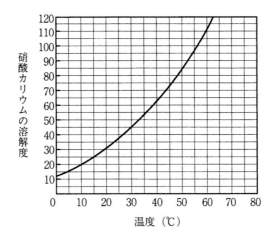

縦軸：硝酸カリウムの溶解度
横軸：温度（℃）

　50℃における硝酸カリウムの飽和水溶液100 g 中に，硝酸カリウムは 　ア 　g溶けている。その
飽和水溶液を15℃まで冷却すると， 　イ 　g の硝酸カリウムが析出し，析出した硝酸カリウム
を15℃ですべて溶かすには，最低 　ウ 　g の水をさらに加える必要がある。

	ア	イ	ウ
A	85	60	180
B	85	60	240
C	85	32	100
D	85	32	130
E	46	32	100
F	46	32	130
G	46	21	63
H	46	21	84

問3 　19 　次の**ア〜エ**の各物質 1 g を，100 g の水にそれぞれ溶かした溶液がある。凝固点を高い順に並べたとき，最も適切なものを，下の**A〜H**のうちから**1つ**選べ。

ア 塩化カリウム　　**イ** 塩化マグネシウム　　**ウ** グルコース　　**エ** スクロース

A　ア＞イ＞ウ＞エ　　B　ア＞イ＞エ＞ウ　　C　イ＞ア＞ウ＞エ

D　イ＞ア＞エ＞ウ　　E　ウ＞エ＞ア＞イ　　F　ウ＞エ＞イ＞ア

G　エ＞ウ＞ア＞イ　　H　エ＞ウ＞イ＞ア

問4 　20 　電池に関する次の記述 A〜E のうちから，**誤っているもの**を**1つ**選べ。

A　電子が流れ込んで還元反応が起こる電極は，負極である。

B　ダニエル電池では，電子が亜鉛板から銅板に向かって流れる。

C　電池内で酸化還元反応に直接かかわる物質を，活物質という。

D　リチウムイオン電池は二次電池である。

E　水素と酸素は，燃料電池に用いられている。

英　語

解答

30年度

Ⅰ
〔解答〕
問1　1　D
　　　2　C
　　　3　B
　　　4　C
問2　5　B
　　　6　D
　　　7　C
　　　8　D
〔出題者が求めたポイント〕
問1
　1　A，B，C は [z]。D は [s]。
　2　A，B，D は [g]。C は [dʒ]。
　3　A，C，D は [ou]。B は [ɔː]。
　4　A，B，D は [iː]。C は [e]。
問2
　5　A，C，D は第 1 音節にアクセント。B は第 2 音節にアクセントがある。
　6　A，B，C は第 1 音節にアクセント。D は第 2 音節にアクセントがある。
　7　A，B，D は第 2 音節にアクセント。C は第 3 音節にアクセントがある。
　8　A，B，C は第 2 音節にアクセント。D は第 4 音節にアクセントがある。

Ⅱ
〔解答〕
問1　9　D
　　 10　B
　　 11　D
　　 12　B
　　 13　A
　　 14　A
　　 15　D
　　 16　A
問2　(1)　17 C　18 G
　　　(2)　19 B　20 D
　　　(3)　21 A　22 C
　　　(4)　23 F　24 B
〔出題者が求めたポイント〕
問1
　9　前文内容を先行詞とする、コンマ＋which。
　10　beyond one's control「(人)の制御が及ばない」。
　11　It turns out that ～「～ということが判明する」。
　12　insist on Ving「～することを主張する」。
　13　watching は後ろから前の the boy を修飾する。
　14　be opposed to ～「～に反対する」。

　15　hope to V「～したいと望む」。
　16　述語動詞の部分なので、A が正解。
問2
正解の英文
　(1)　Would you (mind asking Karen if she would help) us out?
　(2)　I was (lucky enough to find the key that I had) lost.
　(3)　The (young men who were playing soccer were very thirsty).
　(4)　Please remain (seated with your seatbelt fastened until we come to) a stop.

Ⅲ
〔解答〕
　25　C
　26　A
　27　A
　28　B
　29　C
　30　D
　31　B
　32　A
〔出題者が求めたポイント〕
　25　since ～「～以来」。
　26　in the past「過去において」。
　27　「日本円が弱い」とは、他の通貨に比べて安い、ということ。
　28　it が指すものは、central Europe なので、B が正解。
　29　会話の冒頭で、2 週間の休暇と言っているので、C が正解。
　30　get away「(旅行などに)出かける」。
　31　1 週間の休暇でも大丈夫、という文脈なので、B が正解。
　32　advice「アドバイス、助言」。
〔全訳〕
二人の女性がコーヒーショップで話をしている。
マユミ：こんにちは、ノリコ！　7 月から会ってないわね。元気だった？
ノリコ：こんにちは、マユミ！　最後に会ってからずっと忙しかったわ。私の家族は毎年 8 月初旬に 2 週間の休暇を取るの。そして今年は、旅行の手配をすべて私がやったの。
マユミ：だからそんなに忙しかったのね。どこへ行ったの？
ノリコ：もともとはスウェーデンに行きたかったの。私の家族は過去に南ヨーロッパに行ったことがあって。だから私は今年の夏、北ヨーロッパを訪問したかったの。でも、最近日本円がとても弱くて、

スウェーデンのホテルが高いように思えたの。少し調べてみて、中部ヨーロッパの方がお値打ちだと気づいたのよ。

マユミ：中部ヨーロッパってあまり知らないわ。そこは面白いの？

ノリコ：ええ、とても。チェコ共和国へ行ったわ。みんなそこを楽しんだし、魅力的だと思ったわ。

マユミ：チェコ共和国！ プラハはチェコ共和国にあるのよね？

ノリコ：その通り。そこには見たりやったりすることがたくさんあったから、私たちはプラハでほとんどの時間を過ごしたわ。でも、ウイーンも見たかったから、休暇の第2週目には列車でオーストリアへ行ったの。

マユミ：私もウイーンに行きたい！ 多分、来年の私の家族旅行の計画作りは手伝ってもらえるわね。2週間休めるかどうか分からないけどね。休暇が1週間しかなくてもプラハとウイーンの両方見れると思う？

ノリコ：ええ、もちろんよ。うまく旅行の計画を立てるだけよ。私のアドバイスは、どちらの場所でも3日過ごす、というものね。列車を使えば、二つの都市の移動にほぼ1日必要でしょうね。でも、時間を節約するために、飛行機を考慮したいかもね。

マユミ：いい考えのようね。ありがとう！

Ⅳ
〔解答〕
問1　A
問2　B
問3　A
問4　A
問5　37　D
　　　38　A

〔出題者が求めたポイント〕
問1　パーティに人を誘う文脈なので、Aが正解。
問2　下線部(イ)の意味は、「慎重に聴きなさい」だから、Bが正解。
問3　Aの内容は本文に書かれていない。
問4　挿入文は、全文の要旨になるので、文の最初にあるのが適切。
問5
　37　会話における「いいね」はSounds good が一般的な言い方。
　38　設問訳　アメリカやカナダの人が客を歓待したいとき、〜。
　選択肢訳
　A　客はもてなす主人の自宅に来るよう招待される
　B　主人は会話を終わらせる丁寧なやり方を提供する
　C　主人は日時を言わない
　D　客は友好的であるために慎重に聴かねばならない

〔全訳〕
　アメリカとカナダでは、人々は自宅での歓待を楽しむ。彼らはしばしば、食事、パーティ、または単にコーヒーと会話のために友人を招待する。多くの北米人は駐車場用の広い場所と、かなり大きな家を持っているので、人を招待するのは容易でよくあることなのだ。また、コーヒーショップやレストランで会うよりも安上がりで、公共の場所にありがちな背景の雑音なしにお互いをよく知ることができる。人を自宅に招待するときに人々が言うことの例は次の通り。
　「土曜の夜に夕食に来ませんか？」
　「ねえ、金曜日にパーティをするよ。来れる？」
　招待に返答するには、感謝を述べて、「ありがとう、喜んで。何時に行けばよいですか？」という返答で受諾するか、あるいは、謝って、「ああ、ごめんなさい。映画のチケットがあるのです」というような言い訳をすることだ。
　しかし、時に人は、招待のように聞こえるが、実際はそうでない表現を使用する。例えば、
　「いつか飲みに来てください」
　「そのうち一緒に昼食をとりましょう」
　「近々こちらに来て、我々と会いませんか？」
　これらは実際、単に会話を終わらせる丁寧なやり方すぎない。これらは本当の招待ではない。なぜなら、特定の日時を述べていないからだ。これらはその人が友好的であろうとしていることを示しているにすぎない。こうした表現に返答するのに、人々は単に、「もちろん、それはいいね！」とか「オッケー、分かった、ありがとう」と言うだけだ。
　だから、次回招待のように聞こえたときは慎重に聴きなさい。それは本当の招待なのか、あるいはその人が単に友好的なだけなのかを。

Ⅴ
〔解答〕
39　D
40　C
41　E
42　B
43　J

〔出題者が求めたポイント〕
各段落を時系列順に並べるようにする。A→D→B→C→Eの順になる。

〔全文訳（正しく並べ替えたもの）〕
A　ケント・ウィルソンの目覚まし時計は、毎朝午後5時30分に鳴る。ケントは犬の散歩代行者で、それは、飼い主が仕事や休暇中、彼らの犬を散歩に連れて行くことで金をもらう仕事だ。
D　ケントは朝食を取った後、5匹の犬をその自宅から引き取り、バンで彼らを公園に連れて行く。犬は一緒に走り回り、ケントは彼らが追いかけるようにボールを投げる。時には、太陽が照っていると、彼は犬たち

をビーチに連れて行くことがある。

B　いったん犬が公園やビーチで1時間遊んで過ごすと、ケントは彼らをバンに戻す。彼はそれぞれの犬を自宅に連れ帰り、エサを与え、犬が寝るまで一緒にいる。その後、ケントは別の5匹の犬を連れ出す。ケントは毎朝15匹の犬を散歩に連れて行く。それで彼はとても忙しい。

C　ケントは語る。「通常、正午頃に終わり、帰宅してちょっとリラックスして昼食を取ることができる。私は犬が大好きで、よく世話をします。私も運動ができます。この仕事はとても大変ですし、とても多くの犬を歩かせるので、早朝から私は忙しいですが、私はこの仕事が好きなのです」。

E　ケントは夕方には、不在中の人の他のペットにもエサをやる。「私は、ネコ、ウサギ、ネズミ、魚など、あらゆる種類のペットの世話をします」とケントは言う。これらの動物は犬より簡単だ。なぜなら、外に連れて行く必要がなく、夜世話ができるからだ。「でも、私は自分のペットは持っていません」とケントは言う。「私には彼らの世話をする時間がないのです！」

化　学

解答　30年度

Ⅰ

〔解答〕

①D　②B　③F　④A　⑤F

〔出題者が求めたポイント〕

物質の構成，状態変化，式量と物質量

〔解答のプロセス〕

問1①　(A)正　漂白剤が汚れを酸化して無色の物質に変える。　(B)正　水の蒸発熱が身体から奪われる。(C)正　(D)誤　ナフタレン(固体)が気体になる＝昇華(E)正　シリカゲルは乾燥剤で，空気中の水分を吸着する。　(F)正　炭酸水素ナトリウムが熱分解して二酸化炭素を出すためふくらむ。

$$2NaHCO_3 \longrightarrow Na_2CO_3 + H_2O + CO_2$$

問2②　X の平均相対質量＝同位体の(相対質量×存在比)の和 $= 35 \times \dfrac{75}{100} + 37 \times \dfrac{25}{100} = 35.5$

XY の式量 $= 35.5 + 23 = 58.5$

問3③　(ア)誤　空気中の水蒸気(気体)が水(液体)になる(凝縮)ためで，②の逆の変化。(イ)正　水が蒸発して水蒸気になるため。(ウ)誤　ドライアイス(固体)が気体になる(昇華)ためで，①の逆の変化。

問4④　(A)正　エーテルを加えてヨウ素を抽出し，分液ろうとで分離する。　(B)〜(E)では分液ろうとは用いない。　(B)は再結晶してろ紙でろ過，(C)蒸発皿で蒸発乾固，(D)蒸留器で分留，(E)ろ紙でろ過

問5⑤　(ア)NaCl = 58.5　$\dfrac{11.7\,g}{58.5\,g/mol} = 0.200\,mol$

(イ)H_2O(分子量 18) 1 分子に H 2 原子が含まれるから

$$\dfrac{2.70\,g}{18\,g/mol} \times 2 = 0.300\,mol$$

(ウ)H_2 1 分子中の電子は 2 個であるから

$$\dfrac{4.48\,L}{22.4\,L/mol} \times 2 = 0.400\,mol$$

Ⅱ

〔解答〕

⑥C, D　⑦E　⑧F　⑨B　⑩D

〔出題者が求めたポイント〕

原子，純度の計算，中和滴定，ハロゲン，金属

〔解答のプロセス〕

問1⑥　電子の数より(ア)は C，(イ)は O，(ウ)は F，(エ)は Ne，(オ)は Na である。(A)アルカリ金属元素(Na, オ)の第一イオン化エネルギーは小さい。　(B)ハロゲン元素(F, ウ)の電子親和力は大きい　(C)正　希ガス元素(Ne, エ)は電子配置が安定で，反応しない。　(D)正　単体で共有結合の結晶

をつくるのは炭素(ア)，ケイ素である。　(E)同周期元素では希ガス元素を除いて原子番号の大きい元素ほど陽子が多く，電子を引き付ける力が強いので，原子半径は小さい。　(F)陽子は 14−8 = 6 個　で，イではない。

問2⑦　$CaCO_3 + 2HCl \longrightarrow CaCl_2 + H_2O + CO_2$

大理石中の $CaCO_3$ の物質量は CO_2 と同じなので，その質量は

$$100\,g/mol \times \dfrac{448\,mL}{22400\,mL/mol} = 2.00\,g$$

よって含有率は $\dfrac{2.00\,g}{2.20\,g} \times 100 = 90.9\%$

問3⑧　(ア)誤　メスフラスコには正しく量を測った試薬を入れるので，純水以外の物質で濡れていてはいけない。ビュレット，ホールピペットには正確な濃度の溶液を入れるので，使用する溶液以外の物質で濡れていてはいけない。　(イ)正　得られた塩が加水分解して弱酸性を示すので，変色域が弱酸性である指示薬を用いる。　(ウ)誤　中和の関係　酸の物質量×価数＝塩基の物質量×価数　より硫酸の必要量を求めると

$$\dfrac{1.0\,g}{40\,g/mol} \times 1 = 0.25\,mol/L \times \dfrac{x}{1000}\,L \times 2$$

$$x = 50\,[mL]$$

問4⑨　(ア)正　(イ)正　(ウ)誤　HF は弱酸，HCl，HBr，HI は強酸である。

問5⑩　(ア)常温で液体の金属は水銀のみ。単体や化合物は有毒である。　(イ)乾電池の負極は亜鉛，5 円貨は亜鉛と銅の合金(真ちゅう)である。亜鉛，酸化亜鉛，水酸化亜鉛は両性である。

$$Zn(OH)_2 + 2HCl \longrightarrow ZnCl_2 + 2H_2O$$
$$Zn(OH)_2 + 2NaOH \longrightarrow Na_2[Zn(OH)_4]$$
$$Zn(OH)_2 + 4NH_3 \longrightarrow [Zn(NH_3)_4](OH)_2$$

(ウ)青銅はスズと銅の合金。塩化スズ(Ⅱ)は還元剤。

$$Sn^{2+} \longrightarrow Sn^{4+} + 2e^-$$

Ⅲ

〔解答〕

⑪E　⑫C　⑬F　⑭B,D　⑮A,D

〔出題者が求めたポイント〕

無機物，酸化数，酸化還元

〔解答のプロセス〕

問1⑪　(A)〜(D)正

(C)$H_2SO_4 + 2H^+ + 2e^- \longrightarrow SO_2 + 2H_2O$

(E)誤　三酸化硫黄 $\longrightarrow$ 二酸化硫黄

$$Cu + 2H_2SO_4 \longrightarrow CuSO_4 + 2H_2O + SO_2$$

問2⑫　(A)正　$Ca + 2H_2O \longrightarrow Ca(OH)_2 + H_2$

(B)正　石灰水は水酸化カルシウム水溶液

$$Ca(OH)_2 + CO_2 \longrightarrow CaCO_3(白) + H_2O$$

(C)誤　$CaCl_2$ は水によく溶け，$CaSO_4$ は水に溶け難い。

(D),(E)正　(E) $CaCO_3 \longrightarrow CaO + CO_2$

問3 [13]　下線部の原子の酸化数を求めると

(A)単体なので 0

(B) $2x + (-2) \times 5 = 0$　　$x = +5$

(C) $x + (-2) \times 2 = 0$　　$x = +4$

(D)単原子イオンなので+1

(E) $x + (-2) \times 4 = -2$　　$x = +6$

(F) $(+1) + x + (-2) \times 4 = -1$　　$x = +7$

(G) $(+1) \times 2 + 2x + (-2) \times 7 = 0$　　$x = +6$

(H) $x + (-2) \times 2 = 0$　　$x = +4$

問4 [14]　(A)正　(B)誤　過マンガン酸カリウムは酸化剤で，過酸化水素を酸化する。　(C)正　鉄の方がイオン化傾向が大きく，Cu^{2+} に電子を与え（還元し），銅の単体が生じる。　$Fe + Cu^{2+} \longrightarrow Fe^{2+} + Cu$

(D)誤　Na は H_2O に電子を与え（還元し）Na^+ になる。

$2Na + 2H_2O \longrightarrow 2NaOH + H_2$　(E)正　過酸化水素の酸素の酸化数は−1で，−2になる反応（相手を酸化し，自身は還元される）と，0になる反応（相手を還元し，自身は酸化される）を行うことができる。

問5 [15]　(A)誤　Ag^+ と NH_3 の錯イオンは配位数2，直線形の $[Ag(NH_3)_2]^+$ である。　(B),(C)正　同じ4配位でも Cu^{2+} の錯イオンは正方形で，Zn^{2+} の錯イオンは正四面体形である。　(D)誤　Fe^{2+} と CN^- の錯イオンは配位数6，正八面体形の $[Fe(CN)_6]^{4-}$ である。　(E)正

Ⅳ

〔解答〕

[16]F　[17]D　[18]F　[19]G　[20]A

〔出題者が求めたポイント〕

酸，塩基と中和滴定，溶解度，溶液の凝固点，電池

〔解答のプロセス〕

問1 [16]　(ア)誤　1価の強酸であれば　$[H^+] = 0.20\,mol/L$

$pH = -\log_{10}(2 \times 10^{-1}) = 1 - \log_{10}2 < 1$　図で塩基の滴下量0のときのpHは3近いので弱酸である。

(イ)正　図で中和点（曲線の鉛直部）は弱塩基性域にあるので，変色域が弱塩基性域にあるフェノールフタレインは指示薬に適している。　(ウ)誤　用いた塩基を n 価，濃度を $c\,[mol/L]$ とすると中和の関係　酸の物質量×価数＝塩基の物質量×価数　より，前文の中和について

$$0.20\,mol/L \times \frac{10}{1000}L \times 1$$

$$= c\,[mol/L] \times \frac{20}{1000}L \times n \quad \cdots\cdots ①$$

(ウ)の塩基滴下量を $v\,[mL]$ とすると

$$0.10\,mol/L \times \frac{10}{1000}L \times 2$$

$$= c\,[mol/L] \times \frac{v}{1000}\,[L] \times n \quad \cdots\cdots ②$$

①，②より　$v = 20\,[mL]$

[17]　弱酸に塩基を加えたときの中和点が弱塩基性であるから，加えた塩基は強塩基で NaOH である。加え

た塩基が弱塩基の場合，図のような pH の急激な変化は見られない。中和に必要な塩基水溶液は 20mL であるから，中和の関係　酸の物質量×価数＝塩基の物質量×価数　より，NaOH の濃度は

$$0.20\,mol/L \times \frac{10}{1000}L \times 1 = x\,[mol/L] \times \frac{20}{1000}L \times 1$$

$$x = 0.10\,[mol/L]$$

問2 [18]　(ア)図より 50℃の硝酸カリウムの溶解度は 84g/水 100g であるから

$$\frac{溶質量}{飽和溶液量} = \frac{84\,g}{100\,g + 84\,g} = \frac{x\,[g]}{100\,g}$$

$$x = 45.6 ≒ 46\,[g]$$

(イ)15℃の硝酸カリウムの溶解度は 25g/ 水 100g であるから，水 100g あたり，すなわち 50℃の飽和溶液 184g あたり，溶解度の差の　$84 - 25 = 59\,g$　の結晶が析出する。よって

$$\frac{結晶析出量}{飽和溶液量} = \frac{59\,g}{184\,g} = \frac{x\,[g]}{100\,g}$$

$$x = 32.0 ≒ 32\,g$$

(ウ)32g の硝酸カリウムを溶かすのに必要な水の量は

$$\frac{溶質量}{溶媒量} = \frac{25\,g}{100\,g} = \frac{32\,g}{x\,[g]}\quad x = 128 ≒ 130\,[g]$$

問3 [19]　溶液の凝固点降下度は溶質粒子（分子，イオン）の数に比例するから，各物質の溶質粒子の物質量を求める。　(ア)KCl = 74.5　　K^+ と Cl^- に電離するから

$$\frac{1\,g}{74.5\,g/mol} \times 2 ≒ \frac{1}{37}\,mol$$

(イ)$MgCl_2 = 95$　　Mg^{2+} と $2Cl^-$ に電離するから

$$\frac{1\,g}{95\,g/mol} \times 3 ≒ \frac{1}{32}\,mol$$

(ウ)$C_6H_{12}O_6 = 180$　　電離しないから $\frac{1}{180}\,mol$

(エ)$C_{12}H_{22}O_{11} = 342$　　電離しないから $\frac{1}{342}\,mol$

よって凝固点降下度の順は　イ＞ア＞ウ＞エ　凝固点の順は　エ＞ウ＞ア＞イ

問4 [20]　(A)誤　亜鉛などの活物質が酸化され，電子が流れ出す極が負極，電子が流れ込み（電流が流れ出し）物質が還元される極が正極である。

(B)正　ダニエル電池は

$\ominus$ $Zn\,|\,ZnSO_4aq\,|\,CuSO_4aq\,|\,Cu$ $\oplus$　　反応は

$Zn \longrightarrow Zn^{2+} + 2e^-$, $Cu^{2+} + 2e^- \longrightarrow Cu$

(C)〜(E)正　(E)負極活物質が H_2，正極活物質が O_2 である。

$H_2 \longrightarrow 2H^+ + 2e^-$

$O_2 + 4H^+ + 4e^- \longrightarrow 2H_2O$

2017.11.25 神戸学院大学

「英語・化学」解答用紙

対象学部・学科

学 部	学 科
薬	薬

フリガナ

氏 名

受験番号欄

（受験番号を記入し、その下のマーク欄にマークしてください）

百万位	十万位	万位	千位	百位	十位	一位

欠席者マーク ○ ← 監督者記入

（5150）

英語（基礎的な適性調査に関する内容）

解答番号	解 答 欄
1	Ⓐ Ⓑ Ⓒ Ⓓ Ⓔ Ⓕ Ⓖ Ⓗ Ⓘ Ⓙ
2	Ⓐ Ⓑ Ⓒ Ⓓ Ⓔ Ⓕ Ⓖ Ⓗ Ⓘ Ⓙ
3	Ⓐ Ⓑ Ⓒ Ⓓ Ⓔ Ⓕ Ⓖ Ⓗ Ⓘ Ⓙ
4	Ⓐ Ⓑ Ⓒ Ⓓ Ⓔ Ⓕ Ⓖ Ⓗ Ⓘ Ⓙ
5	Ⓐ Ⓑ Ⓒ Ⓓ Ⓔ Ⓕ Ⓖ Ⓗ Ⓘ Ⓙ
6	Ⓐ Ⓑ Ⓒ Ⓓ Ⓔ Ⓕ Ⓖ Ⓗ Ⓘ Ⓙ
7	Ⓐ Ⓑ Ⓒ Ⓓ Ⓔ Ⓕ Ⓖ Ⓗ Ⓘ Ⓙ
8	Ⓐ Ⓑ Ⓒ Ⓓ Ⓔ Ⓕ Ⓖ Ⓗ Ⓘ Ⓙ
9	Ⓐ Ⓑ Ⓒ Ⓓ Ⓔ Ⓕ Ⓖ Ⓗ Ⓘ Ⓙ
10	Ⓐ Ⓑ Ⓒ Ⓓ Ⓔ Ⓕ Ⓖ Ⓗ Ⓘ Ⓙ
11	Ⓐ Ⓑ Ⓒ Ⓓ Ⓔ Ⓕ Ⓖ Ⓗ Ⓘ Ⓙ
12	Ⓐ Ⓑ Ⓒ Ⓓ Ⓔ Ⓕ Ⓖ Ⓗ Ⓘ Ⓙ
13	Ⓐ Ⓑ Ⓒ Ⓓ Ⓔ Ⓕ Ⓖ Ⓗ Ⓘ Ⓙ
14	Ⓐ Ⓑ Ⓒ Ⓓ Ⓔ Ⓕ Ⓖ Ⓗ Ⓘ Ⓙ
15	Ⓐ Ⓑ Ⓒ Ⓓ Ⓔ Ⓕ Ⓖ Ⓗ Ⓘ Ⓙ

解答番号	解 答 欄
16	Ⓐ Ⓑ Ⓒ Ⓓ Ⓔ Ⓕ Ⓖ Ⓗ Ⓘ Ⓙ
17	Ⓐ Ⓑ Ⓒ Ⓓ Ⓔ Ⓕ Ⓖ Ⓗ Ⓘ Ⓙ
18	Ⓐ Ⓑ Ⓒ Ⓓ Ⓔ Ⓕ Ⓖ Ⓗ Ⓘ Ⓙ
19	Ⓐ Ⓑ Ⓒ Ⓓ Ⓔ Ⓕ Ⓖ Ⓗ Ⓘ Ⓙ
20	Ⓐ Ⓑ Ⓒ Ⓓ Ⓔ Ⓕ Ⓖ Ⓗ Ⓘ Ⓙ
21	Ⓐ Ⓑ Ⓒ Ⓓ Ⓔ Ⓕ Ⓖ Ⓗ Ⓘ Ⓙ
22	Ⓐ Ⓑ Ⓒ Ⓓ Ⓔ Ⓕ Ⓖ Ⓗ Ⓘ Ⓙ
23	Ⓐ Ⓑ Ⓒ Ⓓ Ⓔ Ⓕ Ⓖ Ⓗ Ⓘ Ⓙ
24	Ⓐ Ⓑ Ⓒ Ⓓ Ⓔ Ⓕ Ⓖ Ⓗ Ⓘ Ⓙ
25	Ⓐ Ⓑ Ⓒ Ⓓ Ⓔ Ⓕ Ⓖ Ⓗ Ⓘ Ⓙ
26	Ⓐ Ⓑ Ⓒ Ⓓ Ⓔ Ⓕ Ⓖ Ⓗ Ⓘ Ⓙ
27	Ⓐ Ⓑ Ⓒ Ⓓ Ⓔ Ⓕ Ⓖ Ⓗ Ⓘ Ⓙ
28	Ⓐ Ⓑ Ⓒ Ⓓ Ⓔ Ⓕ Ⓖ Ⓗ Ⓘ Ⓙ
29	Ⓐ Ⓑ Ⓒ Ⓓ Ⓔ Ⓕ Ⓖ Ⓗ Ⓘ Ⓙ
30	Ⓐ Ⓑ Ⓒ Ⓓ Ⓔ Ⓕ Ⓖ Ⓗ Ⓘ Ⓙ

解答番号	解 答 欄
31	Ⓐ Ⓑ Ⓒ Ⓓ Ⓔ Ⓕ Ⓖ Ⓗ Ⓘ Ⓙ
32	Ⓐ Ⓑ Ⓒ Ⓓ Ⓔ Ⓕ Ⓖ Ⓗ Ⓘ Ⓙ
33	Ⓐ Ⓑ Ⓒ Ⓓ Ⓔ Ⓕ Ⓖ Ⓗ Ⓘ Ⓙ
34	Ⓐ Ⓑ Ⓒ Ⓓ Ⓔ Ⓕ Ⓖ Ⓗ Ⓘ Ⓙ
35	Ⓐ Ⓑ Ⓒ Ⓓ Ⓔ Ⓕ Ⓖ Ⓗ Ⓘ Ⓙ
36	Ⓐ Ⓑ Ⓒ Ⓓ Ⓔ Ⓕ Ⓖ Ⓗ Ⓘ Ⓙ
37	Ⓐ Ⓑ Ⓒ Ⓓ Ⓔ Ⓕ Ⓖ Ⓗ Ⓘ Ⓙ
38	Ⓐ Ⓑ Ⓒ Ⓓ Ⓔ Ⓕ Ⓖ Ⓗ Ⓘ Ⓙ
39	Ⓐ Ⓑ Ⓒ Ⓓ Ⓔ Ⓕ Ⓖ Ⓗ Ⓘ Ⓙ
40	Ⓐ Ⓑ Ⓒ Ⓓ Ⓔ Ⓕ Ⓖ Ⓗ Ⓘ Ⓙ
41	Ⓐ Ⓑ Ⓒ Ⓓ Ⓔ Ⓕ Ⓖ Ⓗ Ⓘ Ⓙ
42	Ⓐ Ⓑ Ⓒ Ⓓ Ⓔ Ⓕ Ⓖ Ⓗ Ⓘ Ⓙ
43	Ⓐ Ⓑ Ⓒ Ⓓ Ⓔ Ⓕ Ⓖ Ⓗ Ⓘ Ⓙ

化学（基礎的な適性調査に関する内容）

解答番号	解 答 欄
1	Ⓐ Ⓑ Ⓒ Ⓓ Ⓔ Ⓕ Ⓖ Ⓗ Ⓘ Ⓙ
2	Ⓐ Ⓑ Ⓒ Ⓓ Ⓔ Ⓕ Ⓖ Ⓗ Ⓘ Ⓙ
3	Ⓐ Ⓑ Ⓒ Ⓓ Ⓔ Ⓕ Ⓖ Ⓗ Ⓘ Ⓙ
4	Ⓐ Ⓑ Ⓒ Ⓓ Ⓔ Ⓕ Ⓖ Ⓗ Ⓘ Ⓙ
5	Ⓐ Ⓑ Ⓒ Ⓓ Ⓔ Ⓕ Ⓖ Ⓗ Ⓘ Ⓙ
6	Ⓐ Ⓑ Ⓒ Ⓓ Ⓔ Ⓕ Ⓖ Ⓗ Ⓘ Ⓙ
7	Ⓐ Ⓑ Ⓒ Ⓓ Ⓔ Ⓕ Ⓖ Ⓗ Ⓘ Ⓙ
8	Ⓐ Ⓑ Ⓒ Ⓓ Ⓔ Ⓕ Ⓖ Ⓗ Ⓘ Ⓙ
9	Ⓐ Ⓑ Ⓒ Ⓓ Ⓔ Ⓕ Ⓖ Ⓗ Ⓘ Ⓙ
10	Ⓐ Ⓑ Ⓒ Ⓓ Ⓔ Ⓕ Ⓖ Ⓗ Ⓘ Ⓙ
11	Ⓐ Ⓑ Ⓒ Ⓓ Ⓔ Ⓕ Ⓖ Ⓗ Ⓘ Ⓙ
12	Ⓐ Ⓑ Ⓒ Ⓓ Ⓔ Ⓕ Ⓖ Ⓗ Ⓘ Ⓙ

解答番号	解 答 欄
13	Ⓐ Ⓑ Ⓒ Ⓓ Ⓔ Ⓕ Ⓖ Ⓗ Ⓘ Ⓙ
14	Ⓐ Ⓑ Ⓒ Ⓓ Ⓔ Ⓕ Ⓖ Ⓗ Ⓘ Ⓙ
15	Ⓐ Ⓑ Ⓒ Ⓓ Ⓔ Ⓕ Ⓖ Ⓗ Ⓘ Ⓙ
16	Ⓐ Ⓑ Ⓒ Ⓓ Ⓔ Ⓕ Ⓖ Ⓗ Ⓘ Ⓙ
17	Ⓐ Ⓑ Ⓒ Ⓓ Ⓔ Ⓕ Ⓖ Ⓗ Ⓘ Ⓙ
18	Ⓐ Ⓑ Ⓒ Ⓓ Ⓔ Ⓕ Ⓖ Ⓗ Ⓘ Ⓙ
19	Ⓐ Ⓑ Ⓒ Ⓓ Ⓔ Ⓕ Ⓖ Ⓗ Ⓘ Ⓙ
20	Ⓐ Ⓑ Ⓒ Ⓓ Ⓔ Ⓕ Ⓖ Ⓗ Ⓘ Ⓙ

この解答用紙は124％に拡大すると、ほぼ実物大になります。

神戸学院大学　薬学部（推薦）入試問題と解答

令和5年5月26日　初版第1刷発行

編　集　　みすず学苑中央教育研究所

発行所　　株式会社ミスズ　　　　　　　　定価　本体 3,100 円＋税

〒167−0053

東京都杉並区西荻南2丁目17番8号

ミスズビル1階

電　話　03（5941）2924（代）

印刷所　　タカセ株式会社

●本シリーズ掲載の入試問題について、万一、掲載許可手続きに遺漏や不備があると思われるものがありましたら、当社までお知らせ下さい。

●乱丁・落丁等につきましてはお取り替えいたします。

●本書の内容についてのお問合せは、具体的な質問内容を明記のうえ、ハガキ・封書を当社宛にお送りいただくか、もしくは下記のアドレスまでお問合せ願います。

〈 お問合せ用アドレス：https://www.examination.jp/contact/ 〉

ISBN978-4-86492-972-1